国家中等职业教育改革发展示范学校教改创新示范教材

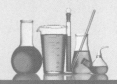

供护理、助产专业用

儿科护理实训指导

ERKE HULI SHIXUN ZHIDAO

■ 主　编　兰才安
■ 副主编　向　琼
■ 参　编　张　茜

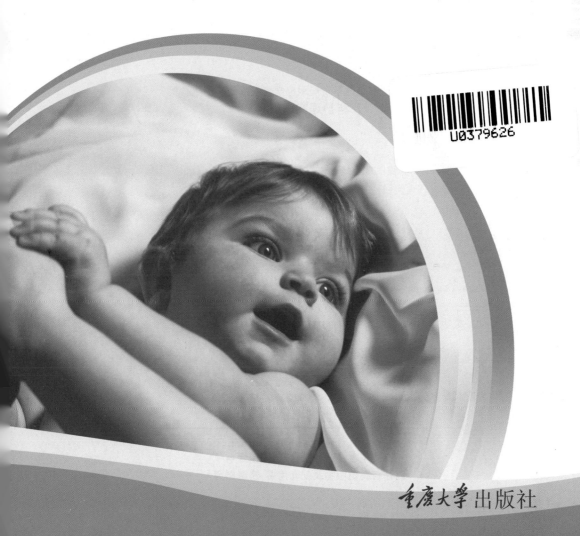

重庆大学出版社

内容提要

本书共分 9 个实训,每个实训包括两大部分内容:一是儿科护理实训项目或临床见习的内容,以临床病例的方式引入,引导学生发现问题、分析问题,教师和学生一起解决问题,突出临床实用性,同时注意培养学生人文关怀意识,具体包括实训目标、实训准备、实训步骤、实训内容、实训注意事项、考核标准、实训报告等;二是课后练习,包括思考题和选择题,思考题主要是拓展学生的思维,选择题的知识点和题型与国家护士执业资格考试接轨。

本书适合中等职业学校护理专业、助产专业教学使用,也可作为学生临床实习、结业考试及执业资格考试复习参考用书。

图书在版编目(CIP)数据

儿科护理实训指导/兰才安主编.—重庆:重庆
大学出版社,2014.5(2024.1 重印)
国家中等职业教育改革发展示范学校教改创新示范教材
ISBN 978-7-5624-8182-9

Ⅰ.①儿…　Ⅱ.①兰…　Ⅲ.①儿科学—护理学—中等
专业学校—教学参考资料　Ⅳ.①R473.72

中国版本图书馆 CIP 数据核字(2014)第 093530 号

国家中等职业教育改革发展示范学校教改创新示范教材

儿科护理实训指导

主　编　兰才安
副主编　向　琼
策划编辑:梁　涛

责任编辑:杨　敬　　版式设计:梁　涛
责任校对:谢　芳　　责任印制:赵　晟

*

重庆大学出版社出版发行
出版人:陈晓阳
社址:重庆市沙坪坝区大学城西路 21 号
邮编:401331
电话:(023) 88617190　88617185(中小学)
传真:(023) 88617186　88617166
网址:http://www.cqup.com.cn
邮箱:fxk@ cqup.com.cn(营销中心)
全国新华书店经销
重庆正光印务股份有限公司印刷

*

开本:787mm×1092mm　1/16　印张:9.25　字数:219 千
2014 年 6 月第 1 版　　2024 年 1 月第 4 次印刷
ISBN 978-7-5624-8182-9　定价:29.00 元

前 言

　　教育部、人力资源社会保障部、财政部从2010—2013年组织实施国家中等职业教育改革发展示范学校建设计划,中央财政重点支持1 000所中等职业学校改革创新,形成一批代表国家职业教育办学水平的中等职业学校,大幅度提高这些学校办学的规范化、信息化和现代化水平,使其成为全国中等职业教育改革创新的示范、提高质量的示范和办出特色的示范,在中等职业教育改革发展中发挥引领、骨干和辐射作用。

　　示范校建设的重点任务是改革培养模式、办学模式、教学模式、评价模式,创新教学内容,加强师资队伍建设,完善内部管理。"儿科护理学"是护理专业重要骨干课程之一,开发其配套教材是创新教学内容的具体体现。重庆市医药卫生学校在国家示范中职学校建设过程中,以教材对接技能为切入点,组织教师开发了本教材。本书主要包括两大部分内容:一是实训课或临床见习的内容,以临床病例的方式引入,引导学生发现问题、分析问题,教师和学生一起解决问题,突出临床实用性,还注意培养学生人文关怀意识,具体包括实训目标、实训准备、实训步骤、实训内容、实训注意事项、考核标准、实训报告等;二是课后练习,包括思考题和选择题,思考题主要是拓展学生的思维,选择题的知识点和题型与国家护士执业资格考试接轨,也可作为学生临床学习、结业考试及执业资格考试复习使用。希望本书成为"教师好教、学生好学"的教材。

　　本书由重庆市医药卫生学校兰才安担任主编,重庆市医药卫生学校向琼担任副主编,重庆市医药卫生学校张茜担任参编。具体编写分工如下:实训一、实训二、实训三由张茜编写;实训四、实训五、实训六由兰才安编写;实训七、实训八、实训九由向琼编写;全书最后由兰才安统稿。

　　全体编委均以科学严谨、认真负责的态度参与本书的开发与编写工作,但由于时间仓促、水平有限,书中难免存在不足之处,恳请使用本书的老师和同学们提出宝贵意见和建议,以便我们及时改进和完善。

编　者

2014年3月

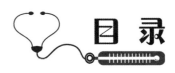

目 录

实训一　小儿体格测量

【临床案例】

小儿,女,出生时身长 50 cm,体重 3 kg,现 6 月龄,一直母乳喂养,未添加辅食。由母亲抱来进行体格检查,并咨询有关儿童保健的知识。请为该小儿做体重、身高、坐高、头围、胸围、腹围及前囟的测量并给予指导。

一、体重测量法

【实训目标】

(1)能熟练并准确地进行小儿体重的测量。

(2)能根据测量值评价小儿生长发育的状况,特别是营养状态。

(3)具有强烈的责任心、爱心及耐心,关心、爱护小儿。

【实训地点】

儿科护理实训室。

【实训学时】

20 min。

【实训准备】

1. 用物准备

磅秤 2 台(坐式及立式)、盘式婴儿秤 1 台、清洁布、尿不湿、衣服、包被。

2. 护生准备

穿工作服、戴帽子、戴口罩、剪指甲、洗手;了解小儿年龄及一般情况,向小儿或家长解释说明以取得其配合。

3. 环境准备

室内应宽敞、明亮、安全、安静、温度适宜(22 ~ 24 ℃)。

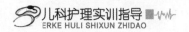

【实训步骤】

1. 分组示教
每 8～10 人一组,教师示范操作并讲解。

2. 学生练习
每位学生独立操作练习,教师巡视指导。

3. 小结评价
教师随机抽取一位学生进行操作展示,其余学生观看;操作结束后,先由学生指出存在的不足,然后由教师进行评价矫正;最后,由教师归纳、小结。

4. 作业布置
(1)根据实训结果完成实训报告。
(2)完成课后练习题。

【实训内容】

实训程序	操作方法
一、操作前准备	1. 用物准备: (1)盘式磅秤(0～1 岁婴儿使用)、坐式磅秤(1～3 岁幼儿使用)、立式磅秤(3 岁以上儿童使用)。 (2)磅秤准备:将清洁布铺在盘式磅秤上,磅秤校正、调整至零点。 2. 护生准备:穿工作服、戴帽子、戴口罩、剪指甲、洗手。 3. 环境准备:调节室温至 22～24 ℃。
二、操作过程	1. 婴儿测量(0～1 岁)(图 1.1)。 (1)把清洁布铺在婴儿秤的秤盘上,调节指针至零点。 (2)脱去婴儿衣裤及尿布,将其轻放在秤盘上。(图 1.1)注意保护婴儿以防摔下,但不能触及婴儿身体。天气寒冷时、体温偏低及病重婴儿,先称出婴儿的衣服、尿布及毛毯质量,然后给婴儿穿衣,包好毛毯再测量,所测体重减去衣物质量即得婴儿体重。 (3)称出其体重、准确读数至 10 g。 (4)记录测量结果。 2. 儿童测量(图 1.1)。 (1)校正磅秤至零点。 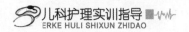 图 1.1　体重测量示意图 (2)小儿衣裤脱至单衣、脱鞋。 (3)1～3 岁小儿用坐式磅秤,坐稳后测量,读数准确至 50 g。 (4)3 岁以上小儿用立式磅秤,站稳后测量,读数准确至 100 g。 (5)记录测量结果。

续表

实训程序	操作方法
三、操作后护理	1.1 岁内婴儿重新包尿不湿、穿衣物、包被后送还家长怀抱。 2.1 岁以上小儿助其离开磅秤、穿衣穿鞋、送归家长。 3.磅秤归零、整理用物。

【实训注意事项】

（1）体重测量前需校正磅秤，每次测量应在同一磅秤、同一时间进行，以晨起空腹排尿、排便或进食后 2 h 为佳。

（2）测量时应注意安全，保持小儿安静状态，对病重、不合作小儿，由成人抱着一起测量后，减去衣物及成人体重得到小儿真实体重。

（3）对不能脱去衣物、尿布及包裹的小儿，需减去衣物、尿布等质量，得到小儿真实体重。

（4）测量读数时应双眼平视刻度盘、直接读数，注意其准确性。

二、身高（身长）、坐高（顶臀长）测量法

【实训目标】

（1）能熟练并准确地进行小儿身高（身长）、坐高（顶臀长）的测量。

（2）能根据测量值评价小儿生长发育的状况。

（3）具有强烈的责任心、爱心及耐心，关心、爱护小儿。

【实训地点】

儿科护理实训室。

【实训学时】

20 min。

【实训准备】

1.用物准备
身高、坐高测量器、量床。

2.护生准备
穿工作服、戴帽子、戴口罩、剪指甲、洗手；了解小儿年龄及一般情况，向小儿或家长解释说明以取得配合。

3.环境准备
室内应宽敞、明亮、安全、安静、温度适宜（22～24 ℃）。

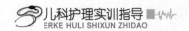

【实训步骤】

1. 分组示教

每8~10人一组,教师示范操作并讲解。

2. 学生练习

每位学生独立操作练习,教师巡视指导。

3. 小结评价

教师随机抽取一位学生进行操作展示,其余学生观看;操作完后,先由学生指出存在的不足,然后由教师进行评价矫正;最后,由教师归纳、小结。

4. 作业布置

(1)根据实训结果完成实训报告。

(2)完成课后练习题。

【实训内容】

实训程序	操作方法
一、操作前准备	1. 用物准备: (1)身高、坐高测量器、量床、清洁布。 (2)清洁量床,铺清洁布于量床之上。 2. 护生准备:穿工作服、戴帽子、戴口罩、剪指甲、洗手。 3. 环境准备:调节室温至22~24 ℃。
二、操作过程	1. 身高(身长)测量: (1)卧位测量(3岁以下)(图1.2)。 ①脱去小儿鞋、帽,将其仰卧于铺有清洁布的量床底板中线上。 ②助手用手将小儿头固定,使其头顶轻贴量床顶板。 ③测量者一手按直小儿膝部,使其双下肢伸直紧贴量床底板,一手移动足板使其紧贴小儿足底。 ④准确读出量床两侧数字得到其身长并记录测量结果(精确至小数点后一位)。 (2)立位测量(3岁以上)(图1.2)。 图1.2　身高(长)测量示意图 ①脱去小儿鞋、帽,使其站在身高测量器前。 ②使其取立正姿势:双眼平视前方,两臂自然下垂,足跟靠拢,足尖分开约呈60°,足跟、臀部、两肩胛、枕骨粗隆均同时紧贴测量器。

续表

实训程序	操作方法
二、操作过程	③将推板轻轻推至头顶,推板与测量器呈90°,读出数值(精确至小数点后一位)。 ④记录测量结果。 2. 坐高(顶臀长)测量: (1)卧位测量(3岁以下)(图1.3)。 图1.3　坐高(顶臀长)测量示意图 ①脱去小儿鞋、帽,将其仰卧于铺有清洁布的量床底板中线上。 ②助手用手将小儿头固定,使其头顶轻贴量床顶板。 ③测量者左手托起小儿小腿使其膝关节屈曲,同时使骶骨紧贴量床底板,大腿与底板垂直,右手移动足板,使其紧贴小儿臀部。 ④准确读出量床两侧数字,得到其顶臀长并记录测量结果(精确至小数点后一位)。 (2)立位测量(3岁以上)(图1.3)。 ①脱去小儿鞋、帽,使其坐于坐高测量器前。 ②先使其身体前倾,骶部紧靠量板然后坐直,两大腿与身体呈直角与地面平行,大腿与凳面完全接触并互相靠拢,膝关节屈曲呈90°;双眼平视前方,两臂自然下垂,两脚平放在地面上,足尖向前,臀部、两肩胛、枕骨粗隆均同时紧贴测量器。 ③将推板轻轻推至头顶,推板与测量器呈90°,读出数值(精确至小数点后一位)。 ④记录测量结果。
三、操作后护理	1. 协助小儿离开量床或身高(坐高)测量器、戴帽、穿鞋,送还家长。 2. 清洁量床、身高(坐高)测量器、整理用物。

【实训注意事项】

(1)测量时需注意安全并在同一时间、同一测量器上测量。

(2)婴儿好动,测量时动作应轻且快。

(3)立位测量需小儿保持正确姿势。

(4)坐高测量时,坐凳高度需满足小儿坐位时大腿与身体垂直并与地面平行,不可过高或过低。

(5)读数时视线应平视刻度值,准确读数,精确至小数点后一位。

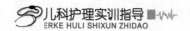

三、头围测量法

【实训目标】

(1)能熟练并准确地进行小儿头围的测量。

(2)能根据测量值评价小儿颅骨及脑的发育状况。

(3)具有强烈的责任心、爱心及耐心,关心、爱护小儿。

【实训地点】

儿科护理实训室。

【实训学时】

10 min。

【实训准备】

1.用物准备

软尺。

2.护生准备

穿工作服、戴帽子、戴口罩、剪指甲、洗手;了解小儿年龄及一般情况,向小儿或家长解释、说明,以取得配合。

3.环境准备

室内应宽敞、明亮、安全、安静、温度适宜(22~24 ℃)。

【实训步骤】

1.分组示教

每8~10人一组,教师示范操作并讲解。

2.学生练习

每位学生独立操作练习,教师巡视指导。

3.小结评价

教师随机抽取一位学生进行操作展示,其余学生观看;操作完后,先由学生指出存在的不足,然后由教师进行评价矫正;最后,由教师归纳、小结。

4.作业布置

(1)根据实训结果完成实训报告。

(2)完成课后练习题。

【实训内容】

实训程序	操作方法
一、操作前准备	1. 用物准备:软尺(检查软尺是否完整)。 2. 护生准备:穿工作服、戴帽子、戴口罩、剪指甲、洗手。 3. 环境准备:调节室温至22～24 ℃。
二、操作过程	1. 安抚小儿、脱去小儿帽子,整理小儿头发(长头发女孩应沿枕骨粗隆扎起头发)。 2. 如小儿愿意配合,嘱小儿安静端坐,双眼平视前方,双手自然下垂。 3. 一手固定软尺零点于一侧眉弓上缘,另一手持软尺紧贴头皮经枕骨粗隆及另一侧眉弓上缘绕头一周,回到零点(图1.4)。 4. 准确读数(精确到小数点后一位)并记录测量结果。 图1.4　头围测量示意图
三、操作后护理	1. 整理小儿头发,戴帽,送还家长。 2. 整理用物。

【实训注意事项】

(1)操作过程中动作轻柔、舒适、准确。

(2)软尺需经过双侧眉弓上缘及枕骨粗隆并紧贴头皮绕头一周。

四、胸围测量法

【实训目标】

(1)能熟练并准确地进行小儿胸围的测量。

(2)能根据测量值评价小儿胸廓、胸背肌肉、皮下脂肪、肺的发育状况。

(3)具有强烈的责任心、爱心及耐心,关心、爱护小儿。

【实训地点】

儿科护理实训室。

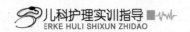

【实训学时】

10 min。

【实训准备】

1.用物准备

软尺。

2.护生准备

穿工作服、戴帽子、戴口罩、剪指甲、洗手;了解小儿年龄及一般情况,向小儿或家长解释说明以取得配合。

3.环境准备

室内应宽敞、明亮、安全、安静、温度适宜(22~24 ℃)。

【实训步骤】

1.分组示教

每8~10人一组,教师示范操作并讲解。

2.学生练习

每位学生独立操作练习,教师巡视指导。

3.小结评价

教师随机抽取一位学生进行操作展示,其余学生观看;操作完后,先由学生指出存在的不足,然后由教师进行评价矫正;最后,由教师归纳、小结。

4.作业布置

(1)根据实训结果完成实训报告。

(2)完成课后练习题。

【实训内容】

实训程序	操作方法
一、操作前准备	1.用物准备:软尺(检查软尺是否完整)。 2.护生准备:穿工作服、戴帽子、戴口罩、剪指甲、洗手。 3.环境准备:调节室温至22~24 ℃。
二、操作过程	1.安抚小儿,脱去小儿衣服,取其仰卧位或坐位。 2.一手固定软尺零点于一侧乳头下缘,另一手持软尺紧贴皮肤经背部两肩胛骨下缘及另一侧乳头下缘绕胸一周,回到零点。 3.取平静呼吸时呼气和吸气的平均数,准确读数(精确到小数点后一位)(图1.5)。

续表

实训程序	操作方法
二、操作过程	 图1.5 胸围测量示意图 4.记录测量结果。
三、操作后护理	1.帮小儿穿好衣服,送还家长。 2.整理用物。

【实训注意事项】

（1）脱去小儿外衣时应注意保暖、遮挡,保护小儿隐私。

（2）测量时软尺必须经过前胸两侧乳头下缘（乳腺已发育的女孩经过胸骨中线第4肋间）及背部两肩胛骨下缘,并紧贴皮肤。

五、腹围测量法

【实训目标】

（1）能熟练并准确地进行小儿腹围的测量。

（2）能根据测量值评价小儿腹部疾病状况。

（3）具有强烈的责任心、爱心及耐心,关心、爱护小儿。

【实训地点】

儿科护理实训室。

【实训学时】

10 min。

【实训准备】

1.用物准备

软尺。

2.护生准备

穿工作服、戴帽子、戴口罩、剪指甲、洗手;了解小儿年龄及一般情况,向小儿或家长解释说明以取得其配合。

3.环境准备

室内应宽敞、明亮、安全、安静、温度适宜(22～24 ℃)。

【实训步骤】

1.分组示教

每8～10人一组,教师示范操作并讲解。

2.学生练习

每位学生独立操作练习,教师巡视指导。

3.小结评价

教师随机抽取一位学生进行操作展示,其余学生观看;操作完后,先由学生指出存在的不足,然后由教师进行评价矫正;最后,由教师归纳、小结。

4.作业布置

(1)根据实训结果完成实训报告。

(2)完成课后练习题。

【实训内容】

实训程序	操作方法
一、操作前准备	1.用物准备:软尺(检查软尺是否完整)。 2.护生准备:穿工作服、戴帽子、戴口罩、剪指甲、洗手。 3.环境准备:调节室温至22～24 ℃。
二、操作过程	1.安抚小儿,脱去小儿衣服,取其仰卧位或坐位。 2.一手固定软尺零点于小儿脐部(小婴儿固定于剑突与脐连线中点处),紧贴皮肤水平绕腹一周回到零点(图1.6)。 图1.6　腹围测量示意图 3.取平静呼吸时呼气和吸气的平均数,准确读数(精确到小数点后一位)。 4.记录测量结果。
三、操作后护理	1.帮小儿穿好衣服,送还家长。 2.整理用物。

【实训注意事项】

(1)脱去小儿外衣时应注意保暖、遮挡,保护小儿隐私。

(2)测量时软尺必须经过脐部(小婴儿为剑突与脐连线中点)及背部两肩胛骨下缘,并紧贴皮肤。

六、前囟测量法

【实训目标】

(1)能熟练并准确地进行小儿前囟的测量。

(2)能根据测量值评价小儿颅骨的发育状况及进行某些儿科疾病的诊断。

(3)具有强烈的责任心、爱心及耐心,关心、爱护小儿。

【实训地点】

儿科护理实训室。

【实训学时】

10 min。

【实训准备】

1.用物准备

软尺。

2.护生准备

穿工作服、戴帽子、戴口罩、剪指甲、洗手;了解小儿年龄及一般情况,向小儿或家长解释说明以取其配合。

3.环境准备

室内应宽敞、明亮、安全、安静、温度适宜(22～24 ℃)。

【实训步骤】

1.分组示教

每8～10人一组,教师示范操作并讲解。

2.学生练习

每位学生独立操作练习,教师巡视指导。

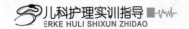
3. 小结评价

教师随机抽取一位学生进行操作展示,其余学生观看;操作完后,先由学生指出存在的不足,然后由教师进行评价矫正;最后,由教师归纳、小结。

4. 作业布置

(1)根据实训结果完成实训报告。

(2)完成课后练习题。

【实训内容】

实训程序	操作方法
一、操作前准备	1. 用物准备:软尺(检查软尺是否完整)。 2. 护生准备:穿工作服、戴帽子、戴口罩、剪指甲、洗手。 3. 环境准备:调节室温至 22~24 ℃。
二、操作过程	1. 安抚小儿,脱去小儿帽子,取其坐位或卧位。 2. 手指触及小儿前囟,以软尺测量其对边中点连线(图1.7)。 图1.7 前囟测量示意图 3. 准确读数(精确至小数点后一位)并记录测量结果。
三、操作后护理	1. 帮助小儿戴好帽子,送还家长。 2. 整理用物。

【实训注意事项】

(1)测量时应动作轻柔、舒适、准确。

(2)测量过程中注意小儿安全。

(3)需测量两对边中点连线,而不是对角线长度。

(4)手指触及前囟时注意感受其是否过于饱满或凹陷。

【考核标准】

小儿体格测量实训考核标准

专业_____ 班级_____ 姓名_____ 学号_____

项　目	评分要点	得　分
操作前准备 （6分）	1.用物准备:磅秤(坐式及立式)、盘式婴儿秤、量床、身高测量器、软尺(检查软尺是否完整)。(2分) 2.护生准备:穿工作服、戴帽子、戴口罩、剪指甲、洗手。(2分) 3.环境准备:调节室温至22～24 ℃。(2分)	
操作过程 （58分）	一、体重测量法(14分) 1.婴儿测量(0～1岁)。 (1)把清洁布铺在婴儿秤的秤盘上,调节指针至零点。 (2)脱去婴儿衣服及尿布,将其轻放在秤盘上,注意护卫婴儿以防摔下,但不能触及婴儿身体。 (3)称出其体重,准确读数至10 g。 (4)记录测量结果。 2.儿童测量。 (1)校正磅秤至零点。 (2)小儿衣裤脱至单衣,脱鞋。 (3)1～3岁小儿用坐式磅秤,坐稳后测量,读数准确至50 g。 (4)3岁以上小儿用立式磅秤,站稳后测量,读数准确至100 g。 (5)记录测量结果。 二、身高(身长)、坐高(顶臀长)测量(14分) (一)身高(身长)测量 1.卧位测量(3岁以下)。 (1)脱去小儿鞋、帽,将其仰卧于铺有清洁布的量床底板中线上。 (2)助手用手将小儿头固定,使其头顶轻贴量床顶板。 (3)测量者一手按直小儿膝部,使其双下肢伸直紧贴量床底板,一手移动足板使其紧贴小儿足底。 (4)准确读出量床两侧数字,得到其身长并记录测量结果(精确至小数点后一位)。 2.立位测量(3岁以上)。 (1)脱去小儿鞋、帽,使其站在身高测量器前。 (2)使其取立正姿势:双眼平视前方,两臂自然下垂,足跟靠拢,足尖分开约60°,足跟、臀部、两肩胛、枕骨粗隆均同时紧贴测量器。 (3)将推板轻轻推至头顶,推板与测量器呈90°,读出数值(精	

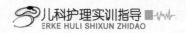

续表

项 目	评分要点	得 分
操作过程 (58分)	确至小数点后一位)。 (4)记录测量结果。 (二)坐高(顶臀长)测量 1.卧位测量(3岁以下)。 (1)脱去小儿鞋、帽,将其仰卧于铺有清洁布的量床底板中线上。 (2)助手用手将小儿头固定,使其头顶轻贴量床顶板。 (3)测量者左手托起小儿小腿使其膝关节屈曲,同时使骶骨紧贴量床底板,大腿与底板垂直,右手移动足板使其紧贴小儿臀部。 (4)准确读出量床两侧数字,得到其顶臀长并记录测量结果(精确至小数点后一位)。 2.立位测量(3岁以上)。 (1)脱去小儿鞋、帽,使其坐于坐高测量器前。 (2)先使其身体前倾,骶部紧靠量板然后坐直,两大腿与身体呈直角与地面平行,大腿与凳面完全接触并互相靠拢,膝关节屈曲呈90°;双眼平视前方,两臂自然下垂,两脚平放在地面上,足尖向前,臀部、两肩胛、枕骨粗隆均同时紧贴测量器。 (3)将推板轻轻推至头顶,推板与测量器呈90°,读出数值(精确至小数点后一位)。 (4)记录测量结果。 三、头围测量法(8分) 1.安抚小儿,脱去小儿帽子,整理小儿头发(长头发女孩应沿枕骨粗隆扎起头发)。 2.如小儿愿意配合,嘱小儿安静端坐,双眼平视前方,双手自然下垂。 3.一手固定软尺零点于一侧眉弓上缘,另一手持软尺紧贴头皮经枕骨粗隆及另一侧眉弓上缘绕头一周回到零点。 4.准确读数(精确到小数点后一位)并记录测量结果。 四、胸围测量法(8分) 1.安抚小儿,脱去小儿衣服,取其仰卧位或坐位。 2.一手固定软尺零点于一侧乳头下缘,另一手持软尺紧贴皮肤经背部两肩胛骨下缘及另一侧乳头下缘绕胸一周,回到零点。 3.取平静呼吸时呼气和吸气的平均数,准确读数(精确到小数点后一位)。 4.记录测量结果。 五、腹围测量法(8分) 1.安抚小儿,脱去小儿衣服,取其仰卧位或坐位。 2.一手固定软尺零点于小儿脐部(小婴儿固定于剑突与脐连线	

续表

项　目	评分要点	得　分
操作过程 (58分)	中点处),紧贴皮肤水平绕腹一周回到零点。 　3.取平静呼吸时呼气和吸气的平均数,准确读数(精确到小数点后一位)。 　4.记录测量结果。 六、前囟测量法(6分) 　1.安抚小儿,脱去小儿帽子,取其坐位或卧位。 　2.手指触及小儿前囟,以软尺测量其对边中点连线。 　3.准确读数(精确至小数点后一位)并记录测量结果。	
操作后护理 (4分)	1.帮小儿戴帽、穿衣、穿鞋,将小儿安全送还家长。(2分) 2.整理用物。(2分)	
实训注意事项 (22分)	一、体重测量法(6分) 　1.体重测量前需校正磅秤,每次测量应在同一磅秤、同一时间进行,以晨起空腹排尿、排便或进食后2 h为佳。 　2.测量时应注意安全,保持小儿安静状态,对病重、不合作小儿,由成人抱着一起测量后,减去成人体重得到小儿真实体重。 　3.对不能脱去衣物、尿布及包裹的小儿,需减去衣物、尿布等质量得到小儿真实体重。 　4.测量读数时应双眼平视刻度盘、直接读数,注意其准确性。 　二、身高(身长)、坐高(顶臀长)测量法(6分) 　1.测量时需注意安全。在同一时间、同一测量器上测量。 　2.婴儿好动,测量时动作应轻且快。 　3.立位测量需小儿保持正确姿势。 　4.坐高测量时坐凳高度需满足小儿坐位时大腿与身体垂直并与地面平行,不可过高或过低。 　5.读数时视线应平视刻度值、准确读数精确至小数点后一位。 　三、头围测量法(2分) 　1.操作过程中动作轻柔、舒适、准确。 　2.软尺需经过双侧眉弓上缘及枕骨粗隆并紧贴头皮绕头一周。 　四、胸围测量法(2分) 　1.脱去小儿外衣时应注意保暖、遮挡,保护小儿隐私。 　2.测量时软尺必须经过前胸两侧乳头下缘(乳腺已发育的女孩经过胸骨中线第4肋间)及背部两肩胛骨下缘,并紧贴皮肤。 　五、腹围测量法(2分) 　1.脱去小儿外衣时应注意保暖、遮挡,保护小儿隐私。 　2.测量时软尺必须经过脐部(小婴儿为剑突与脐连线中点)及背部两肩胛骨下缘,并紧贴皮肤。 　六、前囟测量法(4分) 　1.测量时应动作轻柔、舒适、准确。 　2.测量过程中注意小儿安全。	

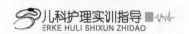

续表

项 目	评分要点	得 分
实训注意事项 （22分）	3. 需测量两对边中点连线,而不是对角线长度。 4. 手指触及前囟时注意感受其是否过于饱满或凹陷。	
提问（1~2个）（10分）		
合 计	100分	

考评教师：_____ _____年_____月_____日

【实训报告】

实训报告

课程名称：__儿科护理__ 实训项目：__小儿体格测量__
实训地点：__儿科护理实训室__
专业_____ 班级_____ 姓名_____ 学号_____

一、体重测量法

1. 测量体重前磅秤的准备是_____。

2. 盘式磅秤适用于_____,读数准确至_____;坐式磅秤适用于_____,读数准确至_____;立式磅秤适用于_____,读数准确至_____。

3. 每次测量应在_____、_____进行,以_____或_____为佳。

4. 测量时应注意安全,保持小儿_____,对病重、不合作小儿_____测量后减去_____得到小儿真实体重。

二、身高（身长）、坐高（顶臀长）测量法

1. 测量前需脱去小儿_____。

2. 卧位测量身长时助手用手将_____固定,使其_____轻贴量床_____。测量者一手按直_____,使其双下肢伸直紧贴量床_____,一手移动足板使其紧贴_____。

3. 立位测量身高时使小儿取_____:双眼平视前方,两臂自然下垂,足跟靠拢,足尖分开约60°,_____、_____、_____均同时紧贴测量器。

4. 卧位测量顶臀长时,测量者左手托起小儿小腿使其_____,同时使_____紧贴量床底板,大腿与底板_____,右手移动足板使其紧贴小儿_____。

5. 立位测量坐高时,先使小儿身体前倾,_____紧靠量板然后坐直,两大腿与身体呈_____并与地面_____,大腿与凳面完全接触并相互靠拢,膝关节屈曲呈90°;双眼平视前方,两臂自然下垂,两脚平放在地面上,足尖向前,_____、_____、

_____均同时紧贴测量器。

6. 测量时需注意安全。在_____、_____上测量。

7. 婴儿好动,测量时应动作_____。

8. 读数时视线应_____刻度值准确读数、精确至小数点后一位。

三、头围测量法

1. 头围大小反映了婴幼儿_____及_____的发育状况。

2. 测量时一手固定软尺零点于_____,另一手持软尺紧贴头皮经_____绕头一周回到零点。

四、胸围及腹围测量法

1. 测量前安抚小儿,脱去小儿衣服,取其_____或_____,注意_____、_____及_____。

2. 测量胸围时一手固定软尺零点于_____,另一手持软尺紧贴皮肤_____及_____绕胸一周回到零点。

3. 测量腹围时一手固定软尺零点于_____,紧贴皮肤水平绕腹一周回到零点。

4. 取平静呼吸时_____和_____的平均数,准确读数(精确到小数点后一位)。

五、前囟测量

1. 手指触及小儿前囟,以软尺测量其_____。

2. 手指触及前囟时注意感受其是否过于_____或_____

带教教师:_____　　　学生:_____

_____年_____月_____日

【课后练习】

一、思考题

1. 说出新生儿出生时、1 周岁小儿的体重、身高、坐高、头围、胸围、腹围及前囟的正常值。

2. 列出不同年龄段小儿体重、身高的估算公式。

二、选择题

A1 型题

1. 儿科护理服务的对象是指(　　)。

　　A. 从新生儿到青春期的小儿　　　　　B. 从胎儿到青春期的小儿

　　C. 从胎儿到学龄期的小儿　　　　　　D. 从新生儿到学龄期的小儿

　　E. 从婴儿到青春期的小儿

2. 新生儿期是指(　　)。

　　A. 自出生后脐带结扎至生后 1 周　　　B. 自出生后脐带结扎至生后 4 周

　　C. 自出生后脐带结扎至生后 1 岁　　　D. 自受精卵形成开始至生后 1 周

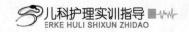

E.自受精卵形成开始至生后4周

3.下列哪项不是小儿生长发育的规律?（　　　）

    A.连续性　　　　　　　B.阶段性　　　　　　　C.顺序性

    D.平衡性　　　　　　　E.个体差异性

4.下列哪项体现了小儿生长发育的顺序性?（　　　）

    A.由下到上　　　　　　B.由远到近　　　　　　C.由细到粗

    D.由低级到高级　　　　E.由复杂到简单

5.下列哪项不是影响孩子生长发育的因素?（　　　）

    A.遗传与性别　　　　　B.内分泌　　　　　　　C.营养与疾病

    D.父亲情况　　　　　　E.生活环境

6.刚出生的新生儿平均身长及体重为（　　　）。

    A.50 cm;3 kg　　　　　B.50 cm;5 kg　　　　　C.30 cm;3 kg

    D.30 cm;5 kg　　　　　E.50 cm;4 kg

7.最能反映小儿体格发育、营养状况的指标是（　　　）。

    A.身高　　　　　　　　B.体重　　　　　　　　C.头围

    D.胸围　　　　　　　　E.牙齿

8.小儿3岁,根据公式估计其体重为（　　　）。

    A.12 kg　　　　　　　　B.13 kg　　　　　　　　C.14 kg

    D.15 kg　　　　　　　　E.16 kg

9.小儿8岁,根据公式估计其身高为（　　　）。

    A.130 cm　　　　　　　B.131 cm　　　　　　　C.132 cm

    D.133 cm　　　　　　　E.134 cm

10.小儿1岁时头围平均为（　　　）。

    A.34 cm　　　　　　　　B.36 cm　　　　　　　　C.40 cm

    D.42 cm　　　　　　　　E.46 cm

11.小儿头围与胸围相等的年龄是（　　　）。

    A.6个月　　　　　　　　B.12个月　　　　　　　C.18个月

    D.24个月　　　　　　　E.32个月

12.刚出生小儿前囟大小为（　　　）。

    A.1.0～1.5 cm　　　　　B.1.5～2.0 cm　　　　　C.2.0～2.5 cm

    D.2.5～3.0 cm　　　　　E.3.0～3.5 cm

13.小儿前囟闭合的时间为（　　　）。

    A.0.5～1岁　　　　　　B.1～1.5岁　　　　　　C.1.5～2岁

    D.2～2.5岁　　　　　　E.2.5～3岁

14.小儿乳牙数与恒牙数分别为（　　　）。

    A.18;20　　　　　　　　B.20;30　　　　　　　　C.20;32

    D.18;32　　　　　　　　E.18;30

15. 小儿乳牙开始萌出的时间及出齐的时间为(   )。

A. 3 ~ 8 个月;1 ~ 2 岁　　　B. 4 ~ 10 个月;2 ~ 2.5 岁　　　C. 6 ~ 12 个月;2 ~ 3 岁

D. 4 ~ 10 个月;2 ~ 3 岁　　　E. 6 ~ 12 个月;3 ~ 4 岁

16. 小儿出生后发育最快的年龄阶段是(   )。

A. 出生至 1 岁　　　B. 2 ~ 3 岁　　　C. 4 ~ 6 岁

D. 6 岁至青春期前　　　E. 青春期

17. 反映小儿骨骼发育的重要指标是(   )。

A. 体重　　　B. 身高　　　C. 出牙早迟

D. 囟门闭合情况　　　E. 头围与胸围比例

18. 小儿能坐的平均年龄为(   )。

A. 4 ~ 5 个月　　　B. 5 ~ 7 个月　　　C. 8 ~ 9 个月

D. 9 ~ 10 个月　　　E. 10 ~ 12 个月

19. 小儿会爬的平均年龄为(   )。

A. 6 ~ 7 个月　　　B. 8 ~ 9 个月　　　C. 10 ~ 12 个月

D. 1 ~ 1.5 岁　　　E. 1.5 ~ 2 岁

20. 小儿身高计算公式:身高(cm) = 年龄(岁) × 7 + 75(cm)适用于下列(   )年龄段。

A. 1 ~ 6 个月　　　B. 6 ~ 12 个月　　　C. 1 ~ 12 岁

D. 2 ~ 12 岁　　　E. 12 岁以下

21. 小儿体重达到出生时体重约 3 倍的年龄是(   )。

A. 6 个月　　　B. 1 岁　　　C. 1.5 岁

D. 2 岁　　　E. 2.5 岁

A2 型题

22. 某健康男婴,营养发育良好,能坐,头围 41 cm、身长 65 cm,两颗中切牙正在萌出,该小儿最可能的年龄是(   )。

A. 4 个月　　　B. 6 个月　　　C. 8 个月

D. 10 个月　　　E. 12 个月

23. 某小儿,会翻身,能伸臂向前撑身躯稍坐,能听懂自己的名字,发 ma、ba 等音,脊柱出现两个生理弯曲,乳牙未萌出。该小儿的年龄最可能是(   )。

A. 4 个月　　　B. 5 个月　　　C. 7 个月

D. 9 个月　　　E. 12 个月

24. 某男婴,营养发育中等,体重 7.5 kg,身长 65 cm,能伸臂向前撑身躯稍坐,头围 41 cm,两颗下中切牙正在萌出,该男婴最可能的年龄是(   )。

A. 2 个月　　　B. 3 个月　　　C. 6 个月

D. 10 个月　　　E. 12 个月

A3 型题

(25—27 题共用题干)

某男孩,体格检查:身长 88 cm,体重 12 kg,胸围大于头围,前囟已闭,乳牙 18 颗。

25. 下列动作该小儿尚不能进行( )。

　　A. 坐　　　　　　　　　B. 爬　　　　　　　　　C. 翻身

　　D. 走　　　　　　　　　E. 独脚向前蹦跳

26. 按标准体重公式计算,该小儿的体重应是( )。

　　A. 6.5 kg　　　　　　　 B. 9.0 kg　　　　　　　 C. 10.5 kg

　　D. 12.5 kg　　　　　　　E. 15.0 kg

27. 该小儿的头围可能是( )。

　　A. 34 cm　　　　　　　 B. 36 cm　　　　　　　 C. 40 cm

　　D. 44 cm　　　　　　　 E. 46 cm

(28—31 题共用题干)

一小儿,女,5 岁,出生后一直于儿科保健科进行儿童保健。

28. 该小儿身高大概为( )。

　　A. 95 ~ 100 cm　　　　 B. 100 ~ 105 cm　　　　C. 105 ~ 109 cm

　　D. 110 ~ 115 cm　　　　E. 115 ~ 120 cm

29. 该小儿体重大概为( )。

　　A. 16 kg　　　　　　　 B. 17 kg　　　　　　　 C. 18 kg

　　D. 19 kg　　　　　　　 E. 20 kg

30. 该小儿头围大概为( )。

　　A. 46 cm　　　　　　　 B. 48 cm　　　　　　　 C. 50 cm

　　D. 52 cm　　　　　　　 E. 54 cm

31. 小儿目前出牙颗数为( )。

　　A. 16 颗　　　　　　　 B. 17 颗　　　　　　　 C. 18 颗

　　D. 19 颗　　　　　　　 E. 20 颗

B1 型题

(32—34 题共用选项)

A. 32 cm　　　　　　　 B. 34 cm　　　　　　　 C. 40 cm

D. 46 cm　　　　　　　 E. 48 cm

32. 出生时头围平均为( )。

33. 3 个月小儿的头围平均为( )。

34. 1 岁小儿的头围平均为( )。

(35—38 题共用选项)

A. 重度脱水　　　　　　 B. 颅内压增高　　　　　 C. 贫血

D. 佝偻病　　　　　　　 E. 头小畸形

35. 前囟早闭或过小见于( )。

36. 前囟迟闭或过大见于( )。

37. 前囟饱满隆起见于( )。

38. 前囟明显凹陷见于( )。

实训二　配乳法，乳瓶喂乳法，婴儿口服喂药法

【临床案例】

小儿，男，3月，6 kg，一直人工喂养，未添加辅食，因支气管肺炎来院住院治疗，请为其进行配乳、喂乳及根据医嘱进行口服喂药。

一、配乳法（普通牛乳）

【实训目标】

(1)能为非母乳喂养小儿提供适宜的乳汁，满足其营养需要，促进其生长发育。

(2)能熟练地为小儿进行配乳操作。

(3)具有强烈的责任心、爱心及耐心，关心、爱护小儿。

【实训地点】

儿科护理实训室。

【实训学时】

20 min。

【实训准备】

1.用物准备

乳瓶、天平、大量杯、搅拌棒、汤匙、漏斗、鲜牛乳或全脂乳粉或婴儿配方乳粉、白糖、温开水、滴管等。

2.护生准备

穿工作服、戴帽子、戴口罩、洗手；了解小儿一般情况，估计小儿常见的护理问题。

3.环境准备

配乳室应光线充足、空气新鲜、整齐、清洁无菌，有防蝇防尘设备。

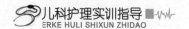

【实训步骤】

1.分组示教

每8~10人一组,教师示范操作并讲解。

2.学生练习

每位学生独立操作练习,教师巡视指导。

3.小结评价

教师随机抽取一位学生进行操作展示,其余学生观看;操作结束后,先由学生指出存在的不足,然后由教师进行评价矫正;最后,由教师归纳、小结。

4.作业布置

(1)根据实训结果完成实训报告。

(2)完成课后练习题。

【实训内容】

实训程序	操作方法
一、操作前准备	1.用物准备: (1)乳瓶、天平、大量杯、搅拌棒、汤匙、漏斗、鲜牛乳或全脂乳粉或婴儿配方乳粉、白糖、温开水、滴管等。 (2)所用乳瓶、量杯、搅拌棒、汤匙、漏斗、滴管等需清洁消毒。 (3)根据小儿体重计算出小儿全日所需乳量、糖量及水量,得出每次喂乳量及时间。 2.护生准备: (1)穿工作服、戴帽子、戴口罩、洗手。 (2)核对配乳卡日期、病室、床号、姓名、乳液种类。
二、操作过程	1.用天平称出小儿所需全日糖量,用量杯量出所需水量及牛乳量。 2.配乳:将称量出的糖、水及牛乳分别倾注于广口容器内,并以搅拌棒混合均匀。 3.按婴儿一日哺乳的次数排列乳瓶,挂好床号牌,用量杯量出每次的乳量,通过漏斗分装置于乳瓶内,盖好瓶盖。 4.将装有乳汁的乳瓶置于消毒锅内,加冷水入锅,加热煮沸3~5 min。 5.将乳瓶从锅中取出,待凉后放入冰箱备用。
三、操作后护理	1.清洁消毒配乳用具并整理存放于橱柜中备用。 2.记录配乳量及时间。

【实训注意事项】

(1)若为全脂乳粉,则按重量比1:8(1 g奶粉加8 g水),或按容量比1:4(1匙奶粉加4匙水),加开水后调成乳汁,其成分与鲜牛乳相似;婴儿配方乳粉则按其说明稀释;生后不满2周者可采用2:1稀释乳(2份全乳加1份水),以后逐渐过渡到3:1或4:1奶,满月后用全奶。

(2)消毒锅内的水位至乳瓶高的1/3处。

（3）喂哺时用热水温热装在乳瓶内的乳液，乳液温度不能过高，以免形成大的凝结块；不可再煮沸。

（4）乳液浓度不宜过稀或过稠，根据体重计算得到乳液量，不宜过少或过多。

（5）所有用具每次用后均要洗净及消毒。

【考核标准】

配乳法实训考核标准

专业_____ 班级_____ 姓名_____ 学号_____

项 目	评分要点	得 分
操作前准备 （20分）	1. 用物准备： （1）乳瓶、天平、大量杯、搅拌棒、汤匙、漏斗、鲜牛乳或全脂乳粉或婴儿配方乳粉、白糖、温开水、滴管等。（5分） （2）所用乳瓶、量杯、搅拌棒、汤匙、漏斗、滴管等需清洁消毒。（4分） （3）根据小儿体重计算出小儿全日所需乳量、糖量及水量，得出每次喂乳量及时间。（4分） 2. 护生准备： （1）穿工作服、戴帽子、戴口罩、洗手。（2分） （2）核对配乳卡日期、病室、床号、姓名、乳液种类。（5分）	
操作过程 （40分）	1. 用天平称出小儿所需全日糖量，用量杯量出所需水量及牛乳量。（8分） 2. 配乳：将称量出的糖、水及牛乳分别倾注于广口容器内，并以搅拌棒混合均匀。（8分） 3. 按婴儿一日哺乳的次数排列乳瓶，挂好床号牌，用量杯量出每次的乳量，通过漏斗分装置于乳瓶内，盖好瓶盖。（8分） 4. 将装有乳汁的乳瓶置于消毒锅内，加冷水入锅，加热煮沸3~5 min。（8分） 5. 将乳瓶从锅中取出，待凉后放入冰箱备用。（8分）	
操作后护理 （10分）	1. 清洁消毒配乳用具并整理存放于橱柜中备用。（5分） 2. 记录配乳量及时间。（5分）	
实训注意事项 （20分）	1. 若为全脂乳粉，则按质量比1:8（1 g 奶粉加8 g 水），或按容量比1:4（1 匙奶粉加4 匙水），加开水后调成乳汁，其成分与鲜牛乳相似；婴儿配方乳粉则按其说明稀释；新生儿期可根据日龄选用稀释奶。（4分） 2. 消毒锅内的水位至乳瓶高的1/3处。（4分） 3. 喂哺时用热水温热装在乳瓶内的乳液，乳液温度不能过高，以免形成大的凝结块；不可再煮沸。（4分） 4. 乳液浓度不宜过稀或过稠，根据体重计算得到乳量，不宜过少或多。（4分） 5. 所有用具每次用后均要洗净及消毒。（4分）	

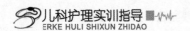

续表

项　目	评分要点	得　分
提问(1~2个)(10分)		
合　计	100分	

考评教师：_____　　_____年_____月_____日

【实训报告】

实训报告

课程名称：__儿科护理__　　　　实训项目：__小儿配乳法__

实训地点：__儿科护理实训室__

专业_____　　班级_____　　姓名_____　　学号_____

1.护生在配乳前需核对_____、_____、_____、_____、_____。

2.所用乳瓶、量杯、搅拌棒、汤匙、漏斗、滴管等使用前需_____。

3.根据小儿体重计算出小儿全日所需_____、_____及_____,得出每次喂乳量及时间。

4.若为全脂乳粉,则按质量比_____;或按容量比_____,加开水后调成乳汁,其成分与鲜牛乳相似。

5.将装有乳汁的乳瓶置于消毒锅内,加冷水入锅,加热煮沸_____,消毒锅内的水位至乳瓶高的_____。

6.喂哺时_____,乳液温度不能过高,以免_____,不可_____。

带教教师：_____　　学生：_____

_____年_____月_____日

二、乳瓶喂乳法

【实训目标】

(1)能满足具有吸吮及吞咽能力的非母乳喂养小儿的进食需求。

(2)能熟练地进行小儿乳瓶喂乳的操作。

(3)具有强烈的责任心、爱心及耐心,关心、爱护小儿。

【实训地点】

儿科护理实训室。

【实训学时】

30 min。

【实训准备】

1. 用物准备

已装牛乳的乳瓶、无菌奶嘴、托盘、镊子、饭巾、记录单。

2. 护生准备

穿工作服、戴帽子、戴口罩、洗手；了解小儿的一般情况，估计小儿常见的护理问题。

3. 环境准备

室内应光线充足、安静，保持适宜温、湿度。

【实训步骤】

1. 分组示教

每 8～10 人一组，教师示范操作并讲解。

2. 学生练习

每位学生独立操作练习，教师巡视指导。

3. 小结评价

教师随意抽取一位学生进行操作展示，其余学生观看；操作完后，先由学生指出存在的不足，然后由教师进行评价矫正；最后，由教师归纳、小结。

4. 作业布置

(1)根据实训结果完成实训报告。

(2)完成课后练习题。

【实训内容】

实训程序	操作方法
一、操作前准备	1. 用物准备： (1)将已装乳液的乳瓶温热(40 ℃左右)。 (2)用镊子选择大小适宜的无菌奶嘴，按无菌操作套在瓶口上。 (3)备齐用物放于托盘携至床旁。 2. 护生准备： (1)穿工作服、戴帽子、戴口罩、洗手。 (2)核对床号、姓名、乳液种类、乳量及时间。 (3)为小儿更换尿布并再次洗手。

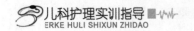

续表

实训程序	操作方法
二、操作过程	1.抱起小儿,围好饭巾,操作者坐在凳上,使小儿头部枕于其左臂上呈半卧位(不宜抱起者应将头部抬高、侧卧、以防溢乳呛入气管)。 2.将乳瓶倒转,滴 1~2 滴乳液于手背或手腕腹面测试温度,以温热(40 ℃)不烫手为宜。 3.倾斜乳瓶,使奶嘴充满乳汁,避免小儿吸入过多空气。 4.用奶嘴轻触小儿口周,使其张口含住奶嘴开始吸吮(图 2.1)。 图 2.1 乳瓶喂乳示意图
三、操作后护理	1.喂毕将小儿抱起伏于肩上,轻拍小儿后背 15~30 min,促使其将吞咽的空气排出。 2.将小儿放回床上,取右侧卧位,以免发生溢乳窒息。 3.记录进乳量、进乳时间及哺乳情况。 4.倒掉剩余乳液,冲洗乳瓶及奶嘴并煮沸消毒 10~15 min,整理存放于橱柜中备用。

【实训注意事项】

(1)喂乳前应注意检查奶有无变质。

(2)根据小儿年龄选择合适的奶嘴:1~3 个月小儿选用乳瓶倒置时乳液能一滴一滴地流出的奶嘴;4~6 个月可选用乳液连续滴出的奶嘴;6 个月以上应选用乳液呈线状流出的奶嘴。

(3)喂乳时注意观察小儿面色、呼吸等情况,擦拭嘴边溢出的乳液。

【考核标准】

小儿喂乳法实训考核标准

专业_____　班级_____　姓名_____　学号_____

项　目	评分要点	得　分
操作前准备 （15分）	1. 用物准备： （1）将已装乳液的乳瓶温热（40 ℃左右）。（3分） （2）用镊子选择大小适宜的无菌奶嘴，按无菌操作套在瓶口上。（3分） （3）备齐用物放于托盘携至床旁。（2分） 2. 护生准备： （1）穿工作服、戴帽子、戴口罩、洗手。（2分） （2）核对床号、姓名、乳液种类、乳量及时间。（2分） （3）为小儿更换尿布并再次洗手。（3分）	
操作过程 （40分）	1. 抱起小儿，围好饭巾，操作者坐在凳上，使小儿头部枕于其左臂上呈半卧位（不宜抱起者应将头部抬高、侧卧，以防溢乳呛入气管）。（10分） 2. 将乳瓶倒转，滴1～2滴乳液于手背或手腕腹面测试温度，以温热（40 ℃）不烫手为宜。（10分） 3. 倾斜乳瓶，使奶嘴充满乳汁，以避免小儿吸入过多空气。（10分） 4. 用奶嘴轻触小儿口周，使其张口含住奶嘴开始吸吮。（10分）	
操作后护理 （20分）	1. 喂毕将小儿抱起伏于肩上，轻拍小儿后背15～30 min，促使其将吞咽的空气排出。（5分） 2. 将小儿放在床上，取右侧卧位，以免发生溢乳窒息。（5分） 3. 记录进乳量、进乳时间及哺乳情况。（5分） 4. 倒掉剩余乳液，冲洗乳瓶及奶嘴并煮沸消毒10～15 min，整理存放于橱柜中备用。（5分）	
实训注意事项 （15分）	1. 喂乳前应注意检查奶有无变质。（5分） 2. 根据小儿年龄选择合适奶嘴：1～3个月小儿选用乳瓶倒置时乳液能一滴一滴流出的奶嘴；4～6个月可选用乳液能连续滴出的奶嘴；6个月以上应选用乳液呈线状流出的奶嘴。（5分） 3. 喂乳时注意观察小儿面色、呼吸等情况，擦拭嘴边溢出的乳液。（5分）	
提问（1～2个）（10分）		
合　计	100分	

考评教师：_____　　　_____年____月____日

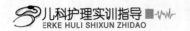

【实训报告】

实训报告

课程名称：<u>儿科护理</u>　　　　实训项目：<u>小儿喂乳法</u>

实训地点：<u>儿科护理实训室</u>

专业_____　　班级_____　　姓名_____　　学号_____

1. 喂乳前应为小儿_____并_____。

2. 选择合适大小的奶嘴：1～3个月小儿选用乳瓶倒置时_____的奶嘴；4～6个月可选用_____的奶嘴；6个月以上应选用_____的奶嘴。

3. 喂乳前应先检查奶有无_____并温热乳瓶至_____℃，奶嘴需_____。

4. 喂乳前应将乳瓶倒转，滴1～2滴乳液于_____测试温度。

5. 喂乳前应倾斜乳瓶，使奶嘴充满乳汁，目的是_____。

6. 喂毕将小儿抱起伏于肩上，_____15～30 min，目的是_____。

7. 将小儿放回床上时取_____卧位，以免发生_____。

带教教师：_____　　　　学生：_____

_____年_____月_____日

三、小儿口服喂药法

【实训目标】

（1）能按医嘱为患病小儿提供适宜的药物，促使其身体健康。

（2）能熟练地为小儿进行口服喂药的操作。

（3）具有强烈的责任心、爱心及耐心，关心、爱护小儿。

【实训地点】

儿科护理实训室。

【实训学时】

30 min。

【实训准备】

1. 用物准备

药物、药匙、药杯、温水、治疗巾、服药本。

2. 护生准备

穿工作服、戴帽子、戴口罩、洗手；了解患儿的一般情况，熟悉患儿用药的药理作用、不良反应及特殊用药需求。

3. 环境准备

室内应宽敞、明亮、安静、安全。

【实训步骤】

1. 分组示教

每 8～10 人一组，教师示范操作并讲解。

2. 学生练习

每位学生独立操作练习，教师巡视指导。

3. 小结评价

教师随机抽取一位学生进行操作展示，其余学生观看；操作结束后，先由学生指出存在的不足，然后由教师进行评价矫正；最后，由教师归纳、小结。

4. 作业布置

(1)根据实训结果完成实训报告。

(2)完成课后练习题。

【实训内容】

实训程序	操作方法
一、操作前准备	1. 用物准备： (1)药物、药匙、药杯、温水、治疗巾、服药本。 (2)备齐用物携至床旁。 2. 护生准备： (1)穿工作服、戴帽子、戴口罩、洗手。 (2)了解患儿的一般情况，熟悉患儿用药的药理作用、不良反应及特殊用药需求。 (3)核对医嘱、服药本、患儿床号、姓名、药名、剂量、浓度、时间、用法和有效期。
二、操作过程	1. 抱起患儿，为患儿围上治疗巾。操作者坐于凳上，用左臂固定患儿的双臂和头部(不宜抱起者应抬高头部，将头部偏向一侧)。 2. 用拇指轻轻按压其下颌，使其张口，用小药勺盛药液，从口角处顺口颊方向慢慢倒入。 3. 小勺仍留口中，待药液已咽下后，再将小药勺拿走，以防其将药液吐出。 4. 喂药后喂少许水，冲净口中药液。

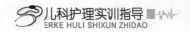

续表

实训程序	操作方法
三、操作后护理	1. 为患儿擦净口周,撤去治疗巾。 2. 记录药量和水量。 3. 清洁并整理用物。

【实训注意事项】

(1)喂药时一次量不宜过多,应待其咽下后再继续喂,以免呛咳将药液吐出。

(2)患儿不肯咽下时,可用拇指及食指轻轻捏其双颊,使之吞咽。

(3)喂药时患儿若出现恶心、呕吐,应暂停喂药,轻拍患儿后背或转移其注意力,待其好转后再喂,以防呛咳、误吸;不能避免呕吐时,将其头偏向一侧。

(4)喂药应在喂乳前或两次喂乳间进行,以免患儿服药时呕吐将乳吐出。

(5)任何药均不应混于乳中,不能使用乳瓶喂药。

(6)训练和鼓励幼儿及学龄前儿童自愿服药。

【考核标准】

小儿口服喂药法实训考核标准

专业_____ 班级_____ 姓名_____ 学号_____

项　目	评分要点	得　分
操作前准备 (12分)	1. 用物准备: (1)药物、药匙、药杯、温水、治疗巾、服药本。(2分) (2)备齐用物携至床旁。(2分) 2. 护生准备: (1)穿工作服、戴帽子、戴口罩、洗手。(2分) (2)了解患儿的一般情况,熟悉患儿用药的药理作用、不良反应及特殊用药需求。(3分) (3)核对医嘱、服药本、患儿床号、姓名、药名、剂量、浓度、时间、用法和有效期。(3分)	
操作过程 (35分)	1. 抱起患儿,为患儿围上治疗巾。操作者坐于凳上,用左臂固定患儿的双臂和头部(不宜抱起者应抬高头部,将头部偏向一侧)。(10分) 2. 用拇指轻轻按压其下颏,使其张口,用小药勺盛药液,从口角处顺口颊方向慢慢倒入。(10分) 3. 小勺仍留口中,待药液已咽下后,再将小药勺拿走,以防其将药液吐出。(10分) 4. 喂药后喂少许水,冲净口中药液。(5分)	

续表

项　目	评分要点	得　分
操作后护理 （8分）	1.为患儿擦净口周,撤去治疗巾。（3分） 2.记录药量和水量。（3分） 3.清洁并整理用物。（2分）	
实训注意事项 （35分）	1.喂药时一次量不宜过多,应待其咽下后再继续喂,以免呛咳将药液吐出。（5分） 2.患儿不肯咽下时,可用拇指及食指轻轻捏其双颊,使之吞咽。（5分） 3.喂药时患儿若出现恶心、呕吐,应暂停喂药,轻拍患儿后背或转移其注意力,待其好转后再喂,以防呛咳、误吸;不能避免呕吐时,将其头偏向一侧。（5分） 4.喂药应在喂乳前或两次喂乳间进行,以免患儿服药时呕吐将乳吐出。（10分） 5.任何药不应混于乳中,不能使用乳瓶喂药。（10分） 6.训练和鼓励幼儿及学龄前儿童自愿服药。（5分）	
提问（1～2个）（10分）		
合　计	100 分	

考评教师：_____　　　_____年_____月_____日

【实训报告】

实训报告

课程名称：__儿科护理__　　　实训项目：__小儿口服喂药法__

实训地点：__儿科护理实训室__

专业_____　班级_____　姓名_____　学号_____

1.护生在配乳前需核对_____、_____、_____、_____、_____。

2.抱起患儿,为患儿围上治疗巾。操作者坐在凳上,用左臂固定患儿的_____和_____。

3.用拇指按压其下颏,使其张口,用小药勺盛药液,从_____顺口颊方向慢慢倒入,小勺仍留口中,待药液已咽下后,再将小药勺拿走,以防_____。

4.喂药时一次量_____,待其咽下后再继续喂,以免呛咳将药液吐出;患儿不肯咽下时,可用拇指及食指轻轻捏_____,使之吞咽。

5.喂药时患儿若出现恶心、呕吐,应_____,轻拍患儿后背或转移其注意力,待其好转后再喂,以防呛咳、误吸;不能避免呕吐时,将其头偏向一侧。

6.喂药应在_____或_____进行,以免服药时呕吐将乳吐出。

7. 任何药不应混于_____,不能使用_____喂药。

8. 喂药后需记录_____和_____。

带教教师:_____ 　　　学生:_____

_____年_____月_____日

【课后练习】

一、思考题

1. 简述小儿配乳法的注意事项。

2. 简述小儿乳瓶喂乳法的注意事项。

3. 简述小儿喂药的技巧及注意事项。

二、选择题

A1 型题

1. 婴儿喂养的最佳食品是( )。

　　A. 纯母乳　　　　　　　B. 全脂奶粉　　　　　　　C. 母乳加奶粉

　　D. 母乳加辅食　　　　　E. 婴儿配方奶粉

2. 小儿特有的能量需要是( )。

　　A. 基础代谢　　　　　　B. 食物的热力作用　　　　C. 生长发育

　　D. 活动消耗　　　　　　E. 排泄损失

3. 以下( )不是脂溶性维生素。

　　A. 维生素 D　　　　　　B. 维生素 A　　　　　　　C. 维生素 E

　　D. 维生素 K　　　　　　E. 维生素 C

4. 蛋白质、脂肪、糖提供的能量分别占婴儿每日所需能量的( )。

　　A. 10% ~15% ;25% ~40% ;50% ~60%　　B. 10% ~15% ;35% ~50% ;50% ~60%

　　C. 10% ~20% ;30% ~40% ;40% ~50%　　D. 15% ~30% ;40% ~50% ;30% ~40%

　　E. 20% ~40% ;30% ~60% ;30% ~40%

5. 婴儿每日每千克体重对能量及水的需要量是( )。

　　A. 377 kJ(90 kcal)、100 ml/kg　　　　　B. 418 kJ(100 kcal)、110 ml/kg

　　C. 439 kJ(105 kcal)、120 ml/kg　　　　　D. 460 kJ(110 kcal)、150 ml/kg

　　E. 502 kJ(120 kcal)、160 ml/kg

6. 小儿需水量随年龄增长而减少,每增长 3 岁每日每千克体重减少水量约( )。

　　A. 20 ml　　　　　　　　B. 25 ml　　　　　　　　C. 30 ml

　　D. 35 ml　　　　　　　　E. 40 ml

7. 小儿需要能量随年龄增长而减少,每增长 3 岁每日每千克体重减少能量约( )。

　　A. 32 kJ　　　　　　　　B. 34 kJ　　　　　　　　C. 36 kJ

D. 38 kJ　　　　　　　　　E. 42 kJ

8. 初乳是指产后(　　　)。

　　A. 7 d 内分泌的乳汁　　　B. 7~14 d 分泌的乳汁　　C. 14 d 内分泌的乳汁

　　D. 20 d 内分泌的乳汁　　　E. 30 d 内分泌的乳汁

9. 与牛乳相比，下列(　　　)不是母乳的优点。

　　A. 含 SlgA　　　　　　　B. 母乳中清蛋白多　　　　C. 乙型乳糖为主

　　D. 含矿物质多　　　　　　E. 不饱和脂肪酸多

10. 母乳中可对抗呼吸道和消化道病原体感染的物质主要是(　　　)。

　　A. SlgA　　　　　　　　　B. 溶菌酶　　　　　　　　C. 补体

　　D. 乳铁蛋白　　　　　　　E. 双歧因子

11. 健康婴儿断乳时间最迟不超过(　　　)。

　　A. 10 个月　　　　　　　　B. 12 个月　　　　　　　C. 16 个月

　　D. 18 个月　　　　　　　　E. 20 个月

12. 用全脂乳粉配乳，按质量计算时乳粉与水的比例为(　　　)。

　　A. 1:2　　　　　　　　　　B. 1:4　　　　　　　　　C. 1:6

　　D. 1:8　　　　　　　　　　E. 1:10

13. 有关牛乳的特点，错误的是(　　　)。

　　A. 蛋白质含量较多　　　　B. 脂肪球大，难以消化　　C. 含矿物质较多

　　D. 含糖量高，能量充足　　E. 易受污染，应煮沸饮用

14. 防止婴儿溢乳的最好方法是(　　　)。

　　A. 哺乳前先休息片刻　　　B. 每次哺乳量不宜多　　　C. 哺乳期间避免哭叫

　　D. 每次哺乳后立即卧床　　E. 每次哺乳后竖抱拍背

15. 关于婴儿添加辅食的原则，不正确的是(　　　)。

　　A. 从少到多　　　　　　　B. 由稠到稀　　　　　　　C. 从细到粗

　　D. 由一种到多种　　　　　E. 患病期间不添加新的辅食

16. 将 5 匙全脂奶粉配成全乳应加水(　　　)。

　　A. 5 匙　　　　　　　　　B. 10 匙　　　　　　　　C. 15 匙

　　D. 20 匙　　　　　　　　E. 25 匙

17. 下列关于喂乳的说法错误的是(　　　)。

　　A. 喂乳前需检查奶有无变质

　　B. 喂乳前应先以手背或手腕腹面测试乳汁温度，以温热不烫手为宜

　　C. 喂乳时小儿取半卧位

　　D. 喂乳前倾斜乳瓶，使奶嘴充满乳汁

　　E. 喂乳后小儿应立即睡觉

18. 婴儿神经系统和呼吸中枢发育尚不成熟，选择镇静止惊药时不宜选择(　　　)。

　　A. 地西泮　　　　　　　　B. 吗啡　　　　　　　　　C. 苯巴比妥

　　D. 异丙嗪　　　　　　　　E. 氯丙嗪

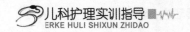
19. 小儿用药正确的是(　　)。

　　A. 可多次大量应用退热药　　　　　　　B. 咳嗽患儿应用镇咳药

　　C. 巴比妥类药物用量较大　　　　　　　D. 腹泻时尽早应用止泻药

　　E. 便秘患儿可应用泻药

20. 小儿用药剂量计算方法主要是根据(　　)。

　　A. 体重　　　　　　　　B. 身高(长)　　　　　　　C. 年龄

　　D. 体表面积　　　　　　E. 成年人剂量

21. 小儿用药特点不正确的是(　　)。

　　A. 最常使用口服给药　　　　　　　　　B. 肌内注射采取"二快一慢"法

　　C. 禁用阿片类药物　　　　　　　　　　D. 慎用氨基糖苷类抗生素

　　E. 较少应用泻药

22. 下列关于口服喂药正确的是(　　)。

　　A. 小儿哭闹不愿服药时,应趁小儿张口哭泣时顺势喂药

　　B. 每次喂药应尽量多喂及快速完成

　　C. 喂药应在喂乳后进行

　　D. 小儿不愿服药时,可将药物混于乳中骗小儿服下

　　E. 喂药时若出现恶心、呕吐,应暂停喂药,轻拍患儿后背或转移注意力,待其好转后再喂

A2 型题

23. 女婴,4 个月,足月儿,体检指标正常,此月龄最适合添加的辅食是(　　)。

　　A. 蛋黄　　　　　　　　B. 饼干　　　　　　　　　C. 粥

　　D. 烂面　　　　　　　　E. 土豆泥

24. 患儿,生后 4 d,因患败血症需要用抗生素治疗,应选择的抗生素是(　　)。

　　A. 庆大霉素　　　　　　B. 氯霉素　　　　　　　　C. 氨基糖苷类

　　D. 青霉素　　　　　　　E. 卡那霉素

25. 患儿,生后 1 周,因患"新生儿肺炎"需控制感染,应首选(　　)。

　　A. 氯霉素　　　　　　　B. 红霉素　　　　　　　　C. 青霉素

　　D. 阿米卡星　　　　　　E. 庆大霉素

26. 1 岁患儿,因"肺炎合并心力衰竭"注射呋塞米,其规格为每支 20 mg/2 ml,若注射剂量为 12 mg,应抽取注射量为(　　)。

　　A. 0.4 ml　　　　　　　B. 0.6 ml　　　　　　　　C. 0.8 ml

　　D. 1.0 ml　　　　　　　E. 1.2 ml

27. 2 岁患儿,因"化脓性脑膜炎"住院,按医嘱应用头孢拉定 0.2 g 静脉滴注,头孢拉定规格为 0.5 g/支,用生理盐水 5 ml 溶解,抽取药液量为(　　)。

　　A. 0.4 ml　　　　　　　B. 0.8 ml　　　　　　　　C. 1.0 ml

　　D. 2 ml　　　　　　　　E. 4 ml

B1 型题

(28—30 题共用选项)

A. 25 ml/kg   B. 100 ml/kg   C. 150 ml/kg

D. 42 kJ(10 kcal)   E. 460 kJ(110 kcal)

28. 婴儿每日需水量为( )。

29. 婴儿每日需 8% 糖牛乳量为( )。

30. 婴儿每日所需能量为( )。

(31—33 题共用选项)

A. 4 ~ 6 个月   B. 8 ~ 10 个月   C. 10 ~ 12 个月

D. 16 ~ 18 个月   E. 20 ~ 24 个月

31. 健康婴儿开始添加辅食的时间为( )。

32. 健康婴儿断乳时间一般为( )。

33. 小儿断奶时间最迟不超过( )。

(34—35 题共用选项)

A. 体重   B. 体表面积   C. 年龄

D. 成人折算   E. 身高

34. 最常用的小儿药物剂量计算方法为( )。

35. 最精确的小儿药物剂量计算方法为( )。

实训三 新生儿脐部护理法,小儿约束法

一、新生儿脐部护理法

【临床案例】

小儿,女,G1P1,足月顺产,日龄4 d。其母亲发现其脐部有少许脓性分泌物,查体得知:体温36.4 ℃,脉搏126 次/min,呼吸40 次/min,心、肺未见异常。腹部稍膨隆,脐周稍红肿,伴少许浆液脓性分泌物,肢体无水肿。如何护理该新生儿脐部?

【实训目标】

(1)能说出脐部护理法的注意事项。

(2)会进行新生儿脐部护理操作。

(3)具有强烈的责任心、爱心及耐心,关心、爱护婴儿。

【实训地点】

儿科护理实训室。

【实训学时】

1 学时。

【实训准备】

1. 用物准备

护理盘内备2%碘酊、75%乙醇、3%过氧化氢溶液、10%氯化钠、5%～10%硝酸银、无菌棉签、生理盐水、无菌纱布等。

2. 护生准备

了解患儿的一般情况,观察脐轮有无红肿、脐窝有无出血及脓性分泌物、脐带有无脱落及脱落时间,操作前按七步洗手法洗手、戴口罩。

3. 患儿准备

沐浴、更衣、换尿布。

4. 环境准备

关闭门窗，避免对流风，调节室温在 26～28 ℃。

【实训步骤】

1. 分组示教

每 8～10 人一组，教师示范操作并讲解。

2. 学生练习

每位学生独立操作练习，教师巡视指导。

3. 小结评价

教师随机抽取一位学生进行操作展示，其余学生观看；操作结束后，先由学生指出存在的不足，然后由教师进行评价矫正；最后，由教师归纳、小结。

4. 作业布置

（1）根据实训结果完成实训报告。

（2）完成思考题。

【实训内容】

实训程序	操作方法
一、操作前准备	1. 用物准备：备齐用物，护理盘内备 2% 碘酊、75% 乙醇、3% 过氧化氢溶液、10% 氯化钠、5%～10% 硝酸银、无菌棉签、生理盐水、无菌纱布等。 2. 护生准备：着装整洁，应用七步洗手法清洗双手、戴口罩。 3. 环境准备：关闭门窗，避免对流风，调节室温在 26～28 ℃。
二、操作过程	1. 携用物至患儿床旁，核对床号、姓名并解释脐部护理的目的。 2. 为患儿沐浴后暴露其脐部，用 75% 乙醇棉签先擦净脐带残端，然后提起脐带的结扎线，用 75% 乙醇棉签环形擦拭脐带根部（从脐窝中心向外转圈），擦拭干净后再将提过的结扎线进行消毒。 3. 发现异常，遵医嘱给予处理：对脐部红肿有分泌物者，局部先用 3% 过氧化氢溶液及 75% 乙醇洗涤；脐带脱落处，如有红色肉芽组织增生，轻者用 75% 乙醇擦拭，重者用 10% 氯化钠纱布覆盖或者用 5%～10% 硝酸银点灼；有脐轮红肿的新生儿，用 75% 乙醇消毒后，覆盖 75% 乙醇纱布。 4. 覆盖无菌敷料于脐部。 5. 将患儿衣着整理舒适，使患儿处于安全、舒适卧位。
三、操作后护理	1. 对物品进行分类处理：将棉签、纱布投入医疗垃圾筒内；剩余生理盐水倒入水池（空桶）内；其他未污染物品物归原处。 2. 清洗双手；在治疗单（医嘱单）签上执行时间及执行者全名；在护理记录单上记录脐部护理的日期、时间、脐部周围皮肤的状况，并签名。

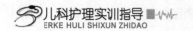

【实训注意事项】

（1）脐部护理时,应严密观察脐带有无红肿、有无特殊气味及脓性分泌物,发现异常及时报告医师。

（2）脐带一般3~7 d脱落,脐带未脱落前,勿强行剥落,结扎线如有脱落应重新结扎。

（3）脐带应每日护理1次,直至脱落。

（4）新生儿使用尿布时,注意勿让其超越脐部,以免尿粪污染脐部。脐带一旦被水浸湿或被尿液污染,立即用干棉球擦干,然后用碘酊及乙醇棉签消毒。

【考核标准】

脐部护理法实训考核标准

专业_____ 班级_____ 姓名_____ 学号_____

项 目	评分要点	得 分
操作前准备 （6分）	1.用物准备:备齐用物。（2分） 2.护生准备:着装整洁,清洗双手,戴口罩。（2分） 3.环境准备:关闭门窗,避免对流风,调节室温在26~28 ℃。（2分）	
操作过程 （60分）	1.携用物至患儿床旁,核对床号、姓名并向家属解释脐部护理的目的。（5分） 2.为患儿沐浴后暴露其脐部,用75%乙醇棉签先擦净脐带残端,然后提起脐带的结扎线,用75%乙醇棉签环形擦拭脐带根部(从脐窝中心向外转圈),擦拭干净后再将提过的结扎线进行消毒。（20分） 3.发现异常,遵医嘱给予处理:对脐部红肿有分泌物者,局部先用3%过氧化氢溶液及75%乙醇洗涤;脐带脱落处,如有红色肉芽组织增生,轻者用75%乙醇擦拭,重者用10%氯化钠纱布覆盖或者用5%~10%硝酸银点灼;有脐轮红肿的新生儿,用75%乙醇消毒后,覆盖75%乙醇纱布。（20分） 4.覆盖无菌敷料于脐部。（5分） 5.将患儿衣着整理舒适,使患儿处于安全、舒适卧位。（10分）	
操作后护理 （6分）	1.对物品进行分类处理:将棉签、纱布投入医疗垃圾筒内;剩余生理盐水倒入水池(空桶)内;其他未污染物品归原处。（3分） 2.清洗双手;在治疗单(医嘱单)签上执行时间及执行者全名;在护理记录单上记录脐部护理的日期、时间、脐部周围皮肤的状况,并签名。（3分）	

续表

项　目	评分要点	得　分
实训注意事项 （18分）	1. 脐部护理时,应严密观察脐带有无红肿、有无特殊气味及脓性分泌物,发现异常及时报告医师。（5分） 2. 脐带一般3~7 d脱落,脐带未脱落前,勿强行剥落,结扎线如有脱落应重新结扎。（5分） 3. 脐带应每日护理1次,直至脱落。（2分） 4. 新生儿使用尿布时,注意勿让其超越脐部,以免尿粪污染脐部。脐带一旦被水浸湿或被尿液污染,立即用干棉球擦干,然后用碘酊及乙醇棉签消毒。（6分）	
提问（1~2个）（10分）		
合　计	100分	

考评教师：＿＿＿＿＿＿＿＿＿＿　　＿＿＿＿＿＿年＿＿＿＿＿＿月＿＿＿＿＿＿日

【实训报告】

实训报告

课程名称：<u>儿科护理</u>　　　　　　　　实训项目：<u>脐部护理法</u>

实训地点：<u>儿科护理实训室</u>

专业＿＿＿＿＿＿　班级＿＿＿＿＿＿　姓名＿＿＿＿＿＿　学号＿＿＿＿＿＿

---

1. 为患儿沐浴后暴露其脐部,用＿＿＿＿＿＿棉签先擦净脐带残端,然后提起脐带的结扎线,用＿＿＿＿＿＿棉签环形擦拭脐带根部（从脐窝中心向外转圈）,擦拭干净后再将提过的结扎线进行消毒。

2. 脐部红肿有分泌物者,局部先用＿＿＿＿＿＿洗涤;脐带脱落处,如有红色肉芽组织增生,轻者用75%乙醇擦拭,重者用10%氯化钠纱布覆盖或者用＿＿＿＿＿＿点灼;有脐轮红肿的新生儿,用75%乙醇消毒后,覆盖75%乙醇纱布。

3. 脐带一般＿＿＿＿＿＿d脱落,脐带未脱落前,勿强行剥落,结扎线如有脱落应重新结扎。

4. 脐带应＿＿＿＿＿＿护理1次,直至脱落。

5. 新生儿使用尿布时,注意勿让其超越＿＿＿＿＿＿,以免尿粪污染脐部。脐带一旦被水浸湿或被尿液污染,立即用干棉球擦干,然后用＿＿＿＿＿＿消毒。

带教教师：＿＿＿＿＿＿＿＿＿　　学生：＿＿＿＿＿＿＿＿＿

＿＿＿＿＿＿年＿＿＿＿＿月＿＿＿＿＿日

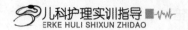

二、小儿约束法

【临床案例】

患儿,女,8 月龄,因发热、咳嗽 5 d,加重伴烦躁 10 h 入院。护理体检:体温 38.4 ℃,脉搏 150 次/min,呼吸 50 次/min。呼吸急促、口周青紫,双肺闻及中细湿啰音,心率 150 次/min,节律整齐,无杂音。肝肋下 1.0 cm,腹部软,肠鸣音不活跃,胸部 CR 片提示双肺斑片状阴影。临床诊断支气管肺炎。目前怎样约束患儿进行静脉输液抗感染、对症、支持治疗?

【实训目标】

(1)能判断小儿是否适合约束。

(2)能熟练地进行小儿约束的操作。

(3)具有强烈的责任心、爱心及耐心,关心、爱护婴儿。

【实训地点】

儿科护理实训室。

【实训学时】

1 学时。

【实训准备】

1.用物准备

(1)全身约束法:床单或大毛巾。

(2)手或足约束法:棉垫、宽纱布绷带。

2.护生准备

穿工作服、戴帽子、戴口罩、洗手;了解患儿的一般情况,做好家长的说服、解释工作,以取得其合作。

3.环境准备

安静、安全、通风、明亮。

【实训步骤】

1.分组示教

每 8～10 人一组,教师示范操作并讲解。

2.学生练习

每位学生独立操作练习,教师巡视指导。

3. 小结评价

教师随机抽取一位学生进行操作展示，其余学生观看；操作结束后，先由学生指出存在的不足，然后由教师进行评价矫正；最后，由教师归纳、小结。

4. 作业布置

（1）根据实训结果完成实训报告。

（2）完成思考题 1~3 题。

【实训内容】

实训程序	操作方法
一、操作前准备	1. 用物准备： （1）全身约束法：床单或大毛巾。 （2）手或足约束法：棉垫、宽纱布绷带。 2. 护生准备： （1）穿工作服、戴帽子、戴口罩、洗手。 （2）了解患儿的一般情况，做好家长的说服、解释工作，以取得其合作。 （3）安抚患儿，避免引起患儿情绪不安。
二、操作过程	1. 全身约束法（图 3.1）。 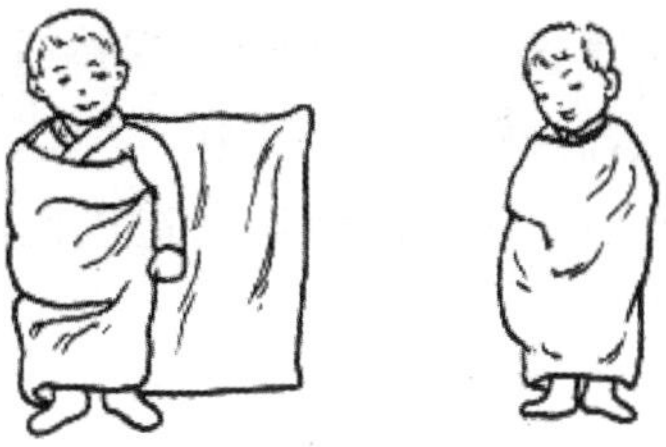 图 3.1　全身约束法 （1）方法1： ①将大单平整折成自患儿肩部至踝部的长度，使患儿仰卧于中间。 ②用近护生侧大单经患儿胸腹部包紧其同侧上肢、躯干和双下肢，从患儿对侧腋窝处整齐地掖于身下。 ③再将大单的另一侧包裹手臂及躯干紧掖于靠护生一侧身下，绷带围绕双臂打结系好，松紧适宜。 （2）方法2： ①将大单平整折成自患儿肩部至踝部的长度，将患儿仰卧于一侧。 ②以其多的一边紧紧包裹患儿手臂；连同肩部从腋下经后背到达对侧腋下拉出，再包裹对侧手臂，压至身下。 ③将大单另一边包裹患儿，经胸压于背下。 2. 手或足约束法（图 3.2）。 （1）患儿平卧，姿势舒适。 （2）以棉垫包裹手腕或足踝部，用宽纱布绷带打成死结，套在手腕或足踝部上拉紧，松紧以插入两指为宜（既不脱出又不影响血液循环）；另一端系在床栏上。

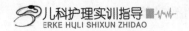
续表

实训程序	操作方法
二、操作过程	 图 3.2　手或足约束法
三、操作后护理	1. 全身约束小儿交还家长。 2. 手足约束小儿应记录约束时间及部位,并做好交接班工作。

【实训注意事项】

(1)约束时及约束后多与小儿交谈、安抚,以减轻其恐惧感。

(2)包裹松紧适宜,避免过紧损伤小儿皮肤、影响血液循环;过松则失去约束的意义。

(3)使用约束带过程中要保持小儿姿势舒适,经常更换体位,减少疲劳。

(4)约束期间严密观察局部皮肤颜色、温度,掌握血液循环状况,避免皮肤受损,必要时局部按摩或加衬棉垫。

(5)约束期间保证肢体处于功能位,保持适当的活动度。

(6)长时间约束者,每 2 h 松解 1 次,并活动肢体。

(7)双套结在使用中因小儿活动易造成血液循环障碍,应改用死结并保证约束带松紧适宜。

【考核标准】

小儿约束法实训考核标准

专业_____　班级_____　姓名_____　学号_____

项　目	评分要点	得　分
操作前准备 (10 分)	1. 用物准备: (1)全身约束法:床单或大毛巾。(2分) (2)手或足约束法:棉垫、宽纱布绷带。(2分) 2. 护生准备: (1)穿工作服、戴帽子、戴口罩、洗手。(2分) (2)了解小儿的一般情况,做好家长的说服、解释工作,以取得其合作。(2分) (3)安抚患儿,避免引起患儿情绪不安。(2分)	

续表

项　目	评分要点	得　分
操作过程 （40分）	1. 全身约束法。 （1）方法1： ①将大单平整折成自患儿肩部至踝部的长度，将患儿仰卧于中间。（5分） ②用近护生侧大单经患儿胸腹部包紧其同侧上肢、躯干和双下肢，从患儿对侧腋窝处整齐地掖于身下。（5分） ③再将大单的另一侧包裹手臂及躯干紧掖于靠护生一侧身下，绷带围绕双臂打结系好，松紧适宜。（5分） （2）方法2： ①将大单平整折成自患儿肩部至踝部的长度，将患儿仰卧于大单一侧。（5分） ②以其多的一边紧紧包裹患儿手臂；连同肩部从腋下经后背到达对侧腋下拉出，再包裹对侧手臂，压至身下。（5分） ③将大单另一边包裹患儿，经胸压于背下。（5分） 2. 手或足约束法。 （1）患儿平卧，姿势舒适。（5分） （2）以棉垫包裹手腕或足踝部，用宽纱布绷带打成死结，套在手腕或足踝部上拉紧，松紧以插入两指为宜（既不脱出又不影响血液循环）；另一端系在床栏上。（5分）	
操作后护理 （5分）	1. 全身约束小儿交还家长。（2分） 2. 手足约束小儿应记录约束时间及部位，并做好交接班。（3分）	
实训注意事项 （35分）	1. 约束时及约束后多与小儿交谈、安抚，以减轻其恐惧感。（5分） 2. 包裹松紧适宜，避免过紧损伤小儿皮肤、影响血液循环；过松则失去约束的意义。（5分） 3. 使用约束带过程中要保持小儿姿势舒适，经常更换体位，减少疲劳。（5分） 4. 约束期间严密观察局部皮肤颜色、温度，掌握血液循环状况，避免皮肤受损，必要时局部按摩或加衬棉垫。（5分） 5. 约束期间保证肢体处于功能位，保持适当的活动度。（5分） 6. 长时间约束者，每2 h松解1次，并活动肢体。（5分） 7. 双套结在使用中因小儿活动易造成血液循环障碍，应改用死结并保证约束带松紧适宜。（5分）	
提问（1～2个）（10分）		
合　计	100分	

考评教师：_____　　　_____年_____月_____日

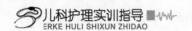

【实训报告】

实训报告

课程名称：<u>儿科护理</u>　　　　实训项目：<u>小儿约束法</u>
实训地点：<u>儿科护理实训室</u>
专业_____　班级_____　姓名_____　学号_____

1.全身约束法一：将大单平整折成自_____的长度，将患儿仰卧于中间，用近护生侧大单经患儿_____包紧其_____、_____和_____，从患儿对侧_____整齐地掖于身下，再将大单的另一侧包裹手臂及躯干紧掖于靠护生一侧身下。绷带围绕双臂打结系好，松紧适宜。

2.全身约束法二：将大单平整折成自_____的长度，将患儿仰卧于大单一侧。以其多的一边紧紧包裹小儿_____；连同_____从_____经_____到达对侧_____拉出，再包裹_____，压至身下。将大单另一边包裹病儿，经胸压于背下。

3.手或足约束法：患儿平卧，姿势舒适。以_____包裹手腕或足踝部，用宽纱布绷带打成_____，套在手腕或足踝部拉紧，松紧以_____为宜（既不脱出又不影响血液循环）。另一端系在床栏上。记录_____及部位，并做好交接班。

4.约束期间严密观察_____、_____，掌握血液循环状况，避免皮肤受损，必要时局部按摩或加衬棉垫。

5.约束期间保证肢体处于_____，保持适当的活动度。

6.长时间约束者，每_____h松解1次，并活动肢体。

带教教师：_____　　　学生：_____

_____年_____月_____日

【课后练习】

一、思考题
1.列出脐部护理流程。
2.说出脐部异常情况护理要点。
3.简述小儿局部约束的注意事项。

二、选择题
A1 型题
1.新生儿脐炎最常见的病原体是(　　)。
　　A.溶血性链球菌　　　　　B.大肠埃希菌　　　　　C.金黄色葡萄球菌

D. 肺炎链球菌　　　　　　　E. 支原体

2. 金黄色葡萄球菌引起的新生儿脐炎,治疗首选的抗生素是( )。

　　A. 头孢呋辛　　　　　　　B. 罗红霉素　　　　　　　　C. 庆大霉素

　　D. 阿奇霉素　　　　　　　E. 环丙沙星

3. 新生儿脐带残端脱落的时间一般是( )。

　　A. 1 d　　　　　　　　　　B. 3~7 d　　　　　　　　　C. 7~10 d

　　D. 10~14 d　　　　　　　　E. 30 d

4. 新生儿败血症最常见的感染途径是( )。

　　A. 皮肤　　　　　　　　　B. 羊水　　　　　　　　　　C. 产道

　　D. 呼吸道　　　　　　　　E. 脐部

5. 新生儿期感染后最常出现的症状是( )。

　　A. 哭闹　　　　　　　　　B. 拒乳　　　　　　　　　　C. 黄疸

　　D. 呕吐　　　　　　　　　E. 便血

6. 新生儿破伤风的感染途径是( )。

　　A. 宫内　　　　　　　　　B. 产道　　　　　　　　　　C. 脐部

　　D. 口腔　　　　　　　　　E. 鼻腔

7. 新生儿脐带脱落后脐窝有分泌物时,正确的处置方法为( )。

　　A. 先用过氧化氢,再用硝酸银　　　　　B. 先用过氧化氢,再用碘伏

　　C. 先用碘酒,再用硝酸银　　　　　　　D. 先用乙醇,再用碘酒

　　E. 先用乙醇,再用碘伏

8. 在我国,新生儿败血症的致病菌主要是( )。

　　A. B 组溶血性链球菌　　　B. 大肠埃希菌　　　　　　　C. 空肠弯曲菌

　　D. 葡萄球菌　　　　　　　E. 绿脓杆菌

9. 接触破伤风患儿脐部的敷料处理方法正确的是( )。

　　A. 干热 120 ℃、30 min　　B. 煮沸 30 min　　　　　　C. 乙醇消毒

　　D. 深埋　　　　　　　　　E. 焚烧

10. 下列关于小儿手足局部约束正确的是( )。

　　A. 进行约束时应保持严肃,不能与小儿交谈

　　B. 约束时打结越紧越好,避免脱出

　　C. 约束时打双套结,容易解开

　　D. 约束时间随意,想多久就多久

　　E. 长时间约束者需 2 h 松解一次,并活动肢体

11. 使用约束带时,最重要的观察是( )。

　　A. 衬垫是否垫好　　　　　　　　B. 患儿体位是否舒服

　　C. 患儿的神志是否清楚　　　　　D. 约束带的松紧是否适宜

　　E. 约束部位皮肤的颜色及温度

12. 约束法的目的不包括( )。

　　A. 限制患儿活动,确保医护操作的顺利进行

B. 保护高热、谵妄、昏迷、躁动的患儿

C. 使住院患儿安稳入睡,不发生意外

D. 避免危重、意识不清的患儿发生意外

E. 保护伤口及敷料,以免抓伤或感染

13. 约束法的注意事项不包括(　　)。

A. 向家长解释约束的原因、目的、时间

B. 结扎或包裹时尽量松些,不影响血液循环

C. 必要时进行局部按摩,促进血液循环

D. 注意观察约束部位皮肤颜色、湿度

E. 保持患儿姿势舒适,减少疲劳

A3 型题

(14—16 题共用题干)

新生儿,出生后4 d,足月顺产。出生后第2 d 开始出现黄疸,渐加重伴不吃、不哭、不动。查体:重度黄染,精神萎靡,心肺无明显异常,肝肋下 3 cm,脾肋下 1.2 cm,脐部较多脓性分泌物。

14. 初步考虑医疗诊断最可能为(　　)。

A. 新生儿肝炎　　　　　B. 新生儿肺炎　　　　　C. 生理性黄疸

D. 新生儿败血症　　　　E. 新生儿溶血症

15. 护理诊断可能性最小的是(　　)。

A. 皮肤完整性受损　　　　　　　B. 自我形象紊乱

C. 有体温改变的危险　　　　　　D. 潜在并发症:化脓性脑膜炎

E. 营养失调:低于机体需要量

16. 护理措施中,不必要的是(　　)。

A. 维持体温稳定　　　　　　　　B. 按医嘱使用强心剂、利尿剂

C. 防止交叉感染　　　　　　　　D. 清除局部感染灶

E. 保证营养供给

实训四 婴儿沐浴法,更换尿布法,臀红护理法

一、婴儿沐浴法

【临床案例】

新生儿,女,足月顺产,身长 50 cm,体重 3 kg,出生后 1 d,请对其进行沐浴。

【实训目标】

(1)能判断婴儿皮肤清洁、舒适度并观察小儿全身情况。

(2)能熟练地进行婴儿沐浴的操作。

(3)具有强烈的责任心、爱心及耐心,关心、爱护婴儿。

【实训地点】

儿科护理实训室。

【实训学时】

1 学时。

【实训准备】

1.用物准备

大毛巾、面巾、小毛巾各 1 块,婴儿衣裤、包布、系带、尿布、婴儿洗发沐浴液、爽身粉、润肤油、棉签、液状石蜡、抗生素眼液、75% 乙醇、消毒脐包、洗澡盆、水温计、温水(38 ~ 40 ℃)、婴儿磅秤、指甲剪、两个操作台(污染区和清洁区)。

2.护生准备

换鞋、穿工作服、戴帽子、戴口罩、修剪指甲、洗手;了解小儿的一般情况,检查全身皮肤情况,评估小儿常见的护理问题。

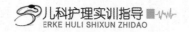

3. 环境准备

沐浴室应光线充足、关闭门窗、调节室温至 28 ℃左右。

【实训步骤】

1. 分组示教

每 8 ~ 10 人一组,教师示范操作并讲解。

2. 学生练习

每位学生独立操作练习,教师巡视指导。

3. 小结评价

教师随机抽取一位学生进行操作展示,其余学生观看;操作结束后,先由学生指出存在的不足,然后由教师进行评价矫正;最后,由教师归纳、小结。

4. 作业布置

(1)根据实训结果完成实训报告。

(2)完成思考题 1 ~ 3 题。

【实训内容】

实训程序	操作方法
一、操作前准备	1. 用物准备:大毛巾、面巾、小毛巾各 1 块,婴儿衣裤、包布、系带、尿布、婴儿洗发沐浴液、爽身粉、润肤油、棉签、液状石蜡、抗生素眼液、75% 乙醇、消毒脐包、洗澡盆、水温计、温水(38 ~ 40 ℃)、婴儿磅秤、指甲剪、两个操作台(污染区和清洁区)。 2. 护生准备: (1)换鞋、穿工作服、戴帽子、戴口罩、修剪指甲、洗手。 (2)核对小儿床号、姓名,了解其身体情况及吃奶情况。
二、操作过程	1. 抱小儿至操作台(污染区)脱衣。 2. 抱小儿至洗澡盆,左手托住其头颈部,左臂及腋下夹住小儿臀部及下肢,左手拇指与中指分别将小儿双耳廓折向前方并轻轻按住,堵住外耳道口。 3. 洗脸:右手执面巾湿水后按顺序擦拭眼睛(内眦→外眦)、耳、额部、鼻唇、面部、下颌(图 4.1)。 ①　　　②　　　③ ④　　　⑤ **图 4.1 婴儿沐浴示意图**

续表

实训程序	操作方法
二、操作过程	4.洗头部:按压双耳、温水湿发、沐浴液揉搓、清水冲洗干净,放开按压双耳的手指,用小毛巾擦干头发。 5.左手握住小儿左肩下腋窝处,使其头颈部枕于左前臂,右手握住小儿左腿靠近腹股沟处,使其臀部位于操作者手掌上,将小儿轻放于水中。 6.松开右手、淋湿小儿全身,抹沐浴液按顺序清洗颈下、胸、腹、腋下、臂、手、会阴、臀部、腿、足,清水冲洗干净。 7.右手从小儿前方握住小儿左肩下腋窝处,使其头颈部俯于操作者右前臂,左手抹沐浴液清洗小儿后颈及背部,清水冲洗干净。 8.抱小儿至清洁区操作台,用大毛巾包裹全身擦干身体(躯干→腋窝→上肢→下肢→臀部);必要时用棉签蘸液状石蜡擦净胎脂;女婴大、小阴唇及男婴包皮处污垢。
三、操作后护理	1.抹婴儿润肤油于其躯干及四肢,用磅秤称出其体重并记录。 2.滴抗生素滴眼液进行眼部护理。 3.进行脐部护理。 4.将爽身粉扑于皮肤褶皱处,包尿布、穿衣(必要时修剪指甲)、包裹。 5.将婴儿送回母亲身旁。 6.清洁整理用物。

【实训注意事项】

(1)沐浴前先调节好室温(28 ℃左右)及水温(38～40 ℃),以防小儿受凉、烫伤等。

(2)操作中注意安全,防止跌伤;操作途中不可离开新生儿,动作要轻柔,避免损伤。

(3)勿使浴水流入新生儿口腔、耳、鼻、眼内;严防浴水污染脐部。

(4)颈部、腋下、外生殖器等部位要注意清洗,胎脂可用液状石蜡棉球轻柔地擦洗。

(5)沐浴过程中注意观察小儿生命体征,必要时终止沐浴;注意观察五官、皮肤、脐部等,有异常及时报告医生。

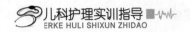

【考核标准】

婴儿沐浴法实训考核标准

专业_____　班级_____　姓名_____　学号_____

项　目	评分要点	得　分
操作前准备 （8分）	1.用物准备：大毛巾、面巾、小毛巾各1块，婴儿衣裤、包布、系带、尿布、婴儿洗发沐浴液、爽身粉、润肤油、棉签、液状石蜡、抗生素眼液、75%乙醇、消毒脐包、洗澡盆、水温计、温水（38～40℃）、婴儿磅秤、指甲剪、两个操作台（污染区和清洁区）。（4分） 2.护生准备： （1）换鞋、穿工作服、戴帽子、戴口罩、修剪指甲、洗手。（2分） （2）核对小儿床号、姓名，了解其身体情况及吃奶情况。（2分）	
操作过程 （45分）	1.抱小儿至操作台（污染区）脱衣。（5分） 2.抱小儿至洗澡盆，左手托住其头颈部，左臂及腋下夹住小儿臀部及下肢，左手拇指与中指分别将小儿双耳廓折向前方并轻轻按住，堵住外耳道口。（5分） 3.洗脸：右手执面巾湿水后按顺序擦拭眼睛（内眦→外眦）、耳、额部、鼻唇、面部、下颌。（6分） 4.洗头部：按压双耳、温水湿发、沐浴液揉搓、清水冲洗干净，放开按压双耳的手指，用小毛巾擦干头发。（6分） 5.左手握住小儿左肩下腋窝处，使其头颈部枕于左前臂，右手握住小儿左腿靠近腹股沟处，使其臀部位于操作者手掌上，将小儿轻放于水中。（6分） 6.松开右手、淋湿小儿全身，抹沐浴液按顺序清洗颈下、胸、腹、腋下、臂、手、会阴、臀部、腿、足，清水冲洗干净。（6分） 7.右手从小儿前方握住小儿左肩下腋窝处，使其头颈部俯于操作者右前臂，左手抹沐浴液清洗小儿后颈及背部，清水冲洗干净。（6分） 8.抱小儿至清洁区操作台，用大毛巾包裹全身擦干身体（躯干→腋窝→上肢→下肢→臀部）；必要时用棉签蘸液状石蜡擦净胎脂，女婴大、小阴唇及男婴包皮处污垢。（5分）	
操作后护理 （12分）	1.抹婴儿润肤油于其躯干及四肢，用磅秤称出其体重并记录。（2分） 2.滴抗生素滴眼液进行眼部护理。（2分） 3.进行脐部护理。（2分） 4.将爽身粉扑于皮肤褶皱处，包尿布、穿衣（必要时修剪指甲）、包裹。（2分） 5.将婴儿送回母亲身旁。（2分） 6.清洁整理用物。（2分）	

续表

项　目	评分要点	得　分
实训注意事项 （25分）	1. 沐浴前先调节好室温（28 ℃左右）及水温（38～40 ℃），以防小儿受凉、烫伤等。（5分） 　2. 操作中注意安全，防止跌伤；操作途中不可离开新生儿，动作要轻柔，避免损伤。（5分） 　3. 勿使浴水流入新生儿口腔、耳、鼻、眼内；严防浴水污染脐部。（5分） 　4. 颈部、腋下、外生殖器等部位要注意清洗，胎脂可用液状石蜡棉球轻柔地擦洗。（5分） 　5. 沐浴过程中注意观察小儿生命体征，必要时终止沐浴；注意观察五官、皮肤、脐部等，有异常及时报告医生。（5分）	
提问（1～2个）（10分）		
合　计	100分	

考评教师：_____　　　　　_____年_____月_____日

【实训报告】

实训报告

课程名称：__儿科护理__　　　　　　　　实训项目：__婴儿沐浴法__
实训地点：__儿科护理实训室__
专业_____　　班级_____　　姓名_____　　学号_____

1. 沐浴前先调节好室温_____及水温_____，以防小儿受凉、烫伤等。

2. 婴儿洗脸时右手执面巾湿水后按顺序擦拭_____、_____、额部、鼻唇、面部、下颌。

3. 洗身体时左手握住小儿_____处，使其头颈部枕于_____，右手握住小儿_____处，使其臀部位于操作者手掌上，将小儿轻放于水中，松开右手，淋湿小儿全身，抹沐浴液按顺序清洗_____、_____、_____、_____、_____、_____、_____、_____，清水冲洗干净。

4. 洗背部时右手从小儿前方握住小儿_____，使其头颈部俯于操作者_____，左手抹沐浴液清洗小儿后颈及背部，清水冲洗干净。

5. 操作过程中注意安全，防止_____；操作途中不可离开_____，动作要轻柔，避免损伤。勿使浴水流入新生儿_____、_____、_____、_____；严防浴水污染_____。

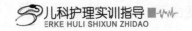

6.沐浴过程中;注意观察_____、_____、_____等,有异常及时报告医生。

带教教师:_____　　　学生:_____

_____年_____月_____日

二、更换尿布法

【临床案例】

王二妹,女,5月龄,腹泻4 d,每日大便10余次,为水样便,5 h无尿,眼球凹陷,皮肤弹性差,四肢凉,臀部皮肤见多处皮疹溃破、脱皮。临床诊断为"婴儿腹泻,重度臀红"。请你为其更换尿布。

【实训目标】

(1)能说出更换尿布的目的。

(2)能熟练地更换尿布。

(3)关爱婴儿的情感,学会换位思考。

【实训地点】

儿科护理实训室。

【实训学时】

0.5学时。

【实训准备】

1.用物准备

尿布、尿布桶、小盆及温水、棉球、软毛巾,按臀部皮肤情况准备治疗药物(如氧化锌油、鱼肝油、鞣酸软膏等)、烤灯。

2.护生准备

了解小儿病情,观察臀部皮肤情况,操作前洗手、戴口罩。

3.患儿准备

协助小儿取平卧位。

4.环境准备

病室温、湿度适宜,避免对流风。

【实训步骤】

1. 分组示教

每8～10人一组,教师在模型婴儿上示范操作并讲解。

2. 学生练习

每位学生独立操作练习,教师巡视指导。

3. 小结评价

教师随机抽取一位学生进行操作展示,其余学生观看;操作结束后,先由学生指出存在的不足,然后由教师进行评价矫正;最后,由教师归纳、小结。

4. 作业布置

(1)根据实训结果完成实训报告。

(2)完成思考题。

【实训内容】

实训程序	操作方法
一、操作前准备	1. 协助小儿取平卧位。 2. 了解小儿病情,观察臀部皮肤情况,着装整洁,操作前洗手、戴口罩。 3. 备齐尿布、尿布桶、小盆及温水、棉球、软毛巾,按臀部皮肤情况准备治疗药物(如氧化锌油、鱼肝油、鞣酸软膏等)、烤灯。 4. 环境准备:病室温、湿度适宜,避免对流风。
二、操作过程	1. 携用物至床旁,放下床栏,揭开盖被,解开尿布带,露出臀部,以原尿布上端两角洁净处轻拭会阴部及臀部,并以此盖上污湿部分。 2. 用一手轻轻提起小儿双足,使臀部略抬高,另一手取下污尿布,放于污物桶内。 3. 如有粪便,观察大便性质;用温水清洗会阴以及臀部,擦洗顺序由上向下:会阴→左侧腹股沟→右侧腹股沟→肛门周围,用小毛巾轻轻吸干。 4. 将清洁尿布垫于腰下,放下小儿双足,尿布的底边两角折到腹部,两腿间的一角上拉,系好尿布带(图4.2)。 5. 拉平衣服,盖好被子,整理床单元。 图4.2　更换尿布示意图
三、操作后护理	1. 将换下尿布放入垃圾桶内。 2. 洗手、整理用物。

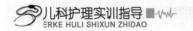

【实训注意事项】

(1)选择质地柔软、透气性好、吸水性强的棉织品做尿布,尽量少用尿不湿,减少对臀部皮肤的刺激。

(2)尿布长短、宽窄和系带松紧适宜,若尿布宽、短、紧,易擦伤外生殖器;若窄、长、松,大、小便则容易溢出。

(3)更换尿布时动作应轻快,避免过度暴露,关爱小儿,预防受凉。

【考核标准】

更换尿布法实训考核标准

专业＿＿＿＿＿＿＿ 班级＿＿＿＿＿＿＿ 姓名＿＿＿＿＿＿＿ 学号＿＿＿＿＿＿＿

项 目	评分要点	得 分
操作前准备 (6分)	1.用物准备:备齐用物。(2分) 2.护生准备: (1)协助小儿取平卧位。(1分) (2)了解小儿病情,观察臀部皮肤情况,着装整洁,操作前洗手、戴口罩。(2分) 3.环境准备:病室温、湿度适宜,避免对流风。(1分)	
操作过程 (60分)	1.携用物至床旁,放下床栏,揭开盖被,解开尿布带,露出臀部,以原尿布上端两角洁净处轻拭会阴部及臀部,并以此盖上污湿部分。(15分) 2.用一手轻轻提起小儿双足,使臀部略抬高,另一手取下污尿布,放于污物桶内。(10分) 3.如有粪便,观察大便性质。用温水清洗会阴以及臀部,擦洗顺序由上向下:会阴→左侧腹股沟→右侧腹股沟→肛门周围,用小毛巾轻轻吸干。(15分) 4.将清洁尿布垫于腰下,放下小儿双足,尿布的底边两角折到腹部,两腿间的一角上拉,系好尿布带。(15分) 5.拉平衣服,盖好被子,整理床单元。(5分)	
操作后护理 (6分)	1.将换下尿布放入垃圾桶内。(3分) 2.洗手、整理用物。(3分)	
实训注意事项 (18分)	1.选择质地柔软、透气性好、吸水性强的棉织品做尿布,尽量少用尿不湿,减少对臀部皮肤刺激。(6分) 2.尿布长短、宽窄和系带松紧适宜,若尿布宽、短、紧,易擦伤外生殖器;若窄、长、松,大、小便则容易溢出。(7分) 3.更换尿布时动作应轻快,避免过度暴露,关爱小儿,预防受凉。(5分)	
提问(1~2个)(10分)		
合 计	100分	

考评教师:＿＿＿＿＿＿＿＿＿＿ ＿＿＿＿＿年＿＿＿＿＿月＿＿＿＿＿日

【实训报告】

实训报告

课程名称：<u>儿科护理</u>　　　实训项目：<u>更换尿布法</u>
实训地点：<u>儿科护理实训室</u>
专业<u>　　　　</u>　　班级<u>　　　　</u>　　姓名<u>　　　　</u>　　学号<u>　　　　</u>

1. 更换尿布时需准备治疗药有<u>　　　　　　　　　　　　　　　　　　　　　　</u>。
2. 选择尿布的要求是：<u>　　　　　　　　　　　　　　　　　　　　　　　</u>。
3. 系尿布的要求是：<u>　　　　　　　　　　　　　　　　　　　　　　　　</u>。
4. 用温水清洗会阴以及臀部,擦洗顺序是：<u>　　　　　　　　　　　　</u>
<u>　　　　　　　　　　　　　　　　　　　　　　　　　　　　　</u>。

带教教师：<u>　　　　　　　　</u>　　　学生：<u>　　　　　　　　</u>

<u>　　　　</u>年<u>　　　　</u>月<u>　　　　</u>日

三、臀红护理法

【临床案例】

　　王二妹,女,5 月龄,腹泻 4 d,每日大便 10 余次,为水样便,5 h 无尿,眼球凹陷,皮肤弹性差,四肢凉,臀部皮肤见多处皮疹溃破,脱皮。临床诊断为"婴儿腹泻,重度臀红"。请你为其更换尿布。做正确的臀部护理并指导预防尿布皮炎的措施。

【实训目标】

　　(1)能说出臀红护理法的目的和注意事项。
　　(2)会进行臀红护理。
　　(3)关爱婴儿的情感,学会换位思考。

【实训地点】

　　儿科护理实训室。

【实训学时】

　　0.5 学时。

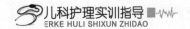

【实训准备】

1. 用物准备

清洁尿布、小毛巾、棉签、弯盘、尿布桶、红外线灯或鹅颈灯、0.02%高锰酸钾溶液、紫草油、3%~5%鞣酸软膏、氧化锌软膏、鱼肝油软膏、1%甲紫溶液、硝酸咪唑霜。

2. 护生准备

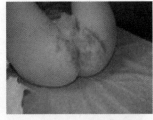

图4.3 臀红示意图

熟悉臀红相关知识:(臀红是婴儿臀部皮肤长期受尿液、粪便以及漂洗不净的湿尿布刺激、摩擦,或用塑料膜、橡皮布引起的局部湿热,导致皮肤潮红、溃破,甚至糜烂及表皮剥脱,故又称尿布皮炎。臀红多发生于外生殖器、会阴及臀部(图4.3)。病损可轻可重,易继发感染。临床根据皮肤受损的程度,分为轻度和重度,轻度表现为表皮潮红;重度又分为3度。重Ⅰ度表现为局部皮肤潮红,伴有皮疹;重Ⅱ度表现为除以上表现外,并有皮肤溃破、脱皮;重Ⅲ度为局部大片糜烂或表皮剥脱,有时可继发细菌或真菌感染。该实训目的是保持臀部皮肤清洁、干燥、舒适,减轻患儿疼痛,促进受损皮肤早日康复)。了解小儿病情,观察臀部皮肤情况,操作前洗手、戴口罩。

3. 环境准备

病室温、湿度适宜,避免对流风。

【实训步骤】

1. 分组示教

每8~10人一组,教师在模型婴儿上示范操作并讲解。

2. 学生练习

每位学生独立操作练习,教师巡视指导。

3. 小结评价

教师随机抽取一位学生进行操作展示,其余学生观看;操作结束后,先由学生指出存在的不足,然后由教师进行评价矫正;最后,由教师归纳、小结。

4. 作业布置

(1)根据实训结果完成实训报告。

(2)完成思考题。

【实训内容】

实训程序	操作方法
一、操作前准备	1. 用物准备：准备清洁尿布、小毛巾、棉签、弯盘、尿布桶、红外线灯或鹅颈灯、0.02%高锰酸钾溶液、紫草油、3%～5%鞣酸软膏、氧化锌软膏、鱼肝油软膏、1%甲紫溶液、硝酸咪唑霜。 2. 护生准备：了解小儿病情，观察臀部皮肤情况，着装整洁，操作前洗手、戴口罩。 3. 环境准备：病室温、湿度适宜，避免对流风。
二、操作过程	1. 核对患儿床号、姓名。 2. 备齐用物，按操作顺序将用物放于治疗车上，推至患儿床旁，降下床栏。 3. 清洗臀部：轻轻打开患儿下半身被褥，解开污湿尿布，若有粪便，轻轻擦拭干净后，用温水清洁臀部，用毛巾轻轻吸干水分。 4. 暴露或灯光照射臀部：将清洁尿布垫于臀下，在适宜的室温和气温下，让患处皮肤暴露于空气或阳光下10～20 min。 5. 臀红严重者可用25～40 W红外线灯或鹅颈灯照射10～15 min，灯泡距患处30～40 cm。 6. 用涂有油类或药膏的棉签在皮肤上轻轻均匀涂药，用后棉签放在弯盘内。 7. 给患儿更换好尿布，盖好被褥。
三、操作后护理	1. 对物品进行分类处理：将红外线灯或鹅颈灯归回原处，表面覆遮盖物备用；换下的尿布及使用过的棉签应放入医疗垃圾桶内；棉织品放入污染区待消毒。 2. 洗净双手；记录并签名。

【实训注意事项】

（1）尿布需用浅色、柔软、吸水性好的棉布；尿布要冲洗干净、在阳光下曝晒。

（2）臀部皮肤糜烂或破溃时禁用肥皂水清洗，清洗时用手蘸水冲洗，避免用毛巾擦洗。

（3）暴露时应注意保暖，一般每日2～3次；照射时护士应守护患儿，避免烫伤，一般每日2次。

（4）轻度臀红涂紫草油或鞣酸软膏；重Ⅰ、Ⅱ度涂鱼肝油软膏及1%甲紫溶液；重Ⅲ度涂鱼肝油软膏，每日3～4次；继发细菌感染或真菌感染时，可用0.02%高锰酸钾溶液冲洗、吸干，然后涂1%～2%甲紫或硝酸咪唑霜，每日2次，用至局部感染被控制。

（5）涂药时应使棉签在皮肤上轻轻滚动，不可上下涂刷，以免加剧疼痛和脱皮。

（6）保持患儿臀部清洁干燥，重度臀红者所用尿布应煮沸、消毒液浸泡或在阳光下曝晒。

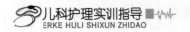

【考核标准】

臀红护理法实训考核标准

专业_____ 班级_____ 姓名_____ 学号_____

项　目	评分要点	得　分
操作前准备 （6分）	1.用物准备:备齐用物。(2分) 2.护生准备:了解患儿病情,观察臀部皮肤情况,着装整洁,操作前洗手、戴口罩。(2分) 3.环境准备:病室温、湿度适宜,避免对流风。(2分)	
操作过程 （60分）	1.核对患儿床号、姓名。(2分) 2.备齐用物,按操作顺序将用物放于治疗车上,推至患儿床旁,降下床栏。(5分) 3.清洗臀部:轻轻打开患儿下半身被褥,解开污湿尿布,若有粪便,轻轻擦拭干净后,用温水清洁臀部,用毛巾轻轻吸干水分。(15分) 4.暴露或灯光照射臀部:将清洁尿布垫于臀下,在适宜的室温和气温下,让患处皮肤暴露于空气或阳光下 10~20 min。(15分) 5.臀红严重者可用 25~40 W 红外线灯或鹅颈灯照射 10~15 min,灯泡距患处 30~40 cm。(15分) 6.用涂有油类或药膏的棉签在皮肤上轻轻地均匀涂药,用后棉签放在弯盘内。(5分) 7.给患儿更换好尿布,盖好被褥。(3分)	
操作后护理 （6分）	1.将换下的尿布放入垃圾桶内。(3分) 2.洗手、整理用物(3分)	
实训注意事项 （18分）	1.尿布需用浅色、柔软、吸水性好的棉布。尿布要冲洗干净、在阳光下曝晒。(3分) 2.臀部皮肤糜烂或破溃时禁用肥皂水清洗,清洗时用手蘸水冲洗,避免用毛巾擦洗。(3分) 3.暴露时应注意保暖,一般每日 2~3 次;照射时护士应守护患儿,避免烫伤,一般每日 2 次。(3分) 4.轻度臀红涂紫草油或鞣酸软膏;重Ⅰ、Ⅱ度涂鱼肝油软膏及 1%甲紫;重Ⅲ度涂鱼肝油软膏,每日 3~4 次;继发细菌感染或真菌感染时,可用 0.02% 高锰酸钾溶液冲洗、吸干,然后涂 1%~2%甲紫溶液或硝酸咪唑霜,每日 2 次,用至局部感染被控制住。(3分)	

续表

项　目	评分要点	得　分
实训注意事项 （18 分）	5.涂药时应使棉签在皮肤上轻轻滚动,不可上下涂刷,以免加剧疼痛和脱皮。（3 分） 6.保持臀部清洁干燥,重度臀红者所用尿布应煮沸、消毒液浸泡或在阳光下曝晒。（3 分）	
提问（1～2 个）（10 分）		
合　计	100 分	

考评教师：＿＿＿＿＿＿＿＿＿　　　　＿＿＿＿年＿＿＿＿月＿＿＿＿日

【实训报告】

实训报告

课程名称：　儿科护理　　　　实训项目：　臀红护理法　

实训地点：　儿科护理实训室　

专业＿＿＿＿＿＿　班级＿＿＿＿＿＿　姓名＿＿＿＿＿＿　学号＿＿＿＿＿＿

1.臀红又称尿布皮炎。临床根据皮肤受损的程度,分为轻度和重度,重度又分为 3 度,其中轻度表现为＿＿＿＿＿＿＿＿；重Ⅰ度表现为＿＿＿＿＿＿＿＿＿＿；重Ⅱ度表现为＿＿＿＿＿＿＿＿＿＿＿＿＿＿＿＿＿＿＿＿；

重Ⅲ度表现为＿＿＿＿＿＿＿＿＿＿＿＿＿＿＿＿＿＿＿＿＿＿＿＿＿。

2.臀红患儿患处皮肤暴露于空气或阳光下的时间是＿＿＿＿＿＿＿＿＿＿＿＿。

3.臀红严重者可用＿＿＿＿＿＿W 红外线灯或鹅颈灯照射＿＿＿＿＿＿min,灯泡距患处＿＿＿＿＿＿cm。

4.臀部皮肤糜烂或破溃时禁用＿＿＿＿＿＿＿清洗,清洗时用手蘸水冲洗,避免用毛巾擦洗。

5.轻度臀红涂＿＿＿＿＿＿＿＿药；重Ⅰ、Ⅱ度涂＿＿＿＿＿＿＿＿＿＿；重Ⅲ度涂＿＿＿＿＿＿＿＿＿＿,每日 3～4 次。继发细菌感染或真菌感染时,可用＿＿＿＿＿＿＿＿＿＿＿＿冲洗、吸干,然后涂 1%～2% 甲紫溶液或硝酸咪唑霜,每日 2 次,用至局部感染被控制住。

6.臀红护理步骤要点是：＿＿＿＿＿＿＿＿＿＿＿＿＿＿＿＿＿＿＿＿＿＿＿＿＿

＿＿＿＿＿＿＿＿＿＿＿＿＿＿＿＿＿＿＿＿＿＿＿＿＿＿＿＿＿＿＿＿＿＿＿＿。

＿＿＿＿＿＿＿＿＿＿＿＿＿＿＿＿＿＿＿＿＿＿＿＿＿＿＿＿＿＿＿＿＿＿＿＿＿

　　带教教师：＿＿＿＿＿＿＿＿＿　　　学生：＿＿＿＿＿＿＿＿＿

　　　　　　　　　　　　　　　　　　＿＿＿＿＿年＿＿＿＿＿月＿＿＿＿＿日

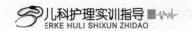
【课后练习】

一、思考题

1. 列出婴儿沐浴时的顺序及注意事项。

2. 如何选择婴儿尿布？

3. 简述更换尿布的操作要点。

4. 臀红如何分度？

5. 简述臀红涂药方法及不同程度臀红涂药的具体要求。

二、选择题

A1 型题

1. 婴儿沐浴时适宜的室温为（　　　）。

 A. 26 ℃   B. 27 ℃   C. 28 ℃

 D. 29 ℃   E. 30 ℃

2. 婴儿沐浴时适宜的水温为（　　　）。

 A. 36 ~ 38 ℃   B. 38 ~ 40 ℃   C. 40 ~ 42 ℃

 D. 42 ~ 44 ℃   E. 44 ~ 46 ℃

3. 下列关于婴儿沐浴操作错误的是（　　　）。

 A. 先洗头、后洗脸   B. 先洗眼睛、后洗耳朵

 C. 先洗胸腹、再洗背   D. 沐浴后需进行脐部护理及眼部护理

 E. 沐浴中需注意勿使浴液流入口、鼻、眼

4. 洗脸的顺序正确是（　　　）。

 A. 眼→耳→额→鼻→唇→面→下颌   B. 眼→额→鼻→唇→耳→面→下颌

 C. 额→眼→鼻→唇→面→下颌→面   D. 耳→眼→鼻→面→额→唇→下颌

 E. 眼→耳→面→鼻→唇→额→下颌

5. 婴儿沐浴的目的不包括（　　　）。

 A. 使婴儿清洁舒适   B. 促进血液循环   C. 帮助皮肤排泄

 D. 帮助机体散热   E. 观察呼吸及循环情况

6. 下列关于婴儿沐浴正确的是（　　　）。

 A. 喂乳前或喂乳后 1 h 进行，以免吐乳   B. 用肥皂洗面部时耳内可以进肥皂沫

 C. 擦拭眼睛时由外眦到内眦   D. 头顶部的皮脂结痂需用力清洗

 E. 清洗身体时尽量暴露，以免清洗不干净

7. 下列关于婴儿尿布质地选择不妥的是（　　　）。

 A. 质地柔软、透气性好   B. 吸水性强的棉织品

 C. 浅色棉织品   D. 尿布要冲洗干净、在阳光下曝晒

 E. 为了方便，多用尿不湿

8. 关于重Ⅱ度臀红正确的是（　　　）。

 A. 表皮潮红   B. 局部皮肤潮红，伴有皮疹

C.有皮肤溃破、脱皮　　　　　　　　　　D.局部大片糜烂或表皮剥脱

E.有时可继发细菌或真菌感染

9.有关预防新生儿臀红的护理措施,不正确的是(　　　)。

A.勤换尿布　　　　　　B.大便后用温水洗净臀部　　C.包裹不可以过松、过紧

D.垫塑料布防止床单潮湿　　E.避免尿液和粪便长时间刺激

10.腹泻患儿,预防臀红最重要的护理措施是(　　　)。

A.暴露臀部皮肤　　　　　　B.俯卧位　　　　　　　　C.大便后及时清洗臀部

D.勤换尿布　　　　　　　　E.臀部涂爽身粉

11.下列哪种药物不应用于臀红(　　　)。

A.硝酸咪康唑霜　　　　　　B.鱼肝油软膏　　　　　　C.3% ～5%鞣酸软膏

D.锡类散　　　　　　　　　E.0.02%高锰酸钾溶液

12.小儿臀红护理中正确的是(　　　)。

A.便后用冷水洗净　　　　　B.污垢处用肥皂洗净　　　C.日光下晒 30 ～60 min

D.洗净臀部涂氧化锌油　　　E.包好尿布以免粪便外溢

13.轻度臀红(表现皮肤潮红),下列护理不妥的是(　　　)。

A.勤换尿布,保持臀部皮肤清洁干燥

B.排便后,可用温水洗净吸干涂拭植物油

C.可用红外线照射臀部以加速炎症吸收

D.室温与气温允许,可直接暴露臀部于阳光下

E.可用肥皂洗臀及塑料布或油布包裹尿布

14.下列腹泻患儿预防臀红最有效的护理措施是(　　　)。

A.禁食　　　　　　　　　　B.更换尿布　　　　　　　C.大便后及时清洗臀部

D.暴露臀部皮肤　　　　　　E.臀部涂爽身粉

15.6 月龄小儿因腹泻来院就诊,臀部皮肤发红,伴有少量皮疹,下列护理措施不妥的

是(　　　)。

A.勤换尿布

B.每次大便后,可用温水洗净、吸干、涂拭植物油

C.红外线照射臀部

D.暴露臀部于阳光下

E.可用肥皂洗臀及塑料布或油布包裹尿布

16.臀红患儿患处皮肤暴露于空气或阳光下的时间一般是(　　　)。

A.1 ～2 min　　　　　　　　B.2 ～5 min　　　　　　　C.5 ～10 min

D.10 ～20 min　　　　　　　E.20 ～30 min

17.严重臀红者可用25 ～40 W 红外线灯或鹅颈灯照射,灯泡与患处的距离是(　　　)。

A.10 ～20 cm　　　　　　　B.20 ～30 cm　　　　　　C.30 ～40 cm

D.40 ～50 cm　　　　　　　E.50 ～60 cm

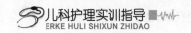
A2 型题

18. 患儿,3 月龄,因腹泻住院,近 2 d 臀部皮肤发红,伴有皮疹,护士进行臀部皮肤护理时错误的操作是( )。

    A. 烤灯前涂油   B. 洗后用小毛巾吸干水分   C. 可用鹅颈灯照射臀部

    D. 每次便后用温水洗净   E. 照射时间 15 ~ 20 min

19. 新生儿,女,出生 3 d。换尿布时发现阴道口有少量血性分泌物,余无异常。该新生儿出血的可能性是( )。

    A. 痔疮   B. 血尿   C. 肛裂

    D. 消化道出血   E. 假月经

20. 患儿,男,4 月龄,因腹泻伴呕吐 3 d,尿少 1 d 入院。患儿平时发育正常,人工喂养,3 d 来每日大便 15 ~ 20 次,每次量较多,呈蛋花汤样,呕吐 4 ~ 5 次/d,为胃内容物。查体:体温 37 ℃,脉搏 140 次/min,呼吸 30 次/min,血压 60/40 mmHg。精神萎靡,面色苍白,口干,眼窝及前囟凹陷明显,皮肤弹性较差,臀部皮肤破溃出血。为使患儿的臀红尽快痊愈,局部用鹅颈灯照射,照射的距离和时间为( )。

    A. 20 ~ 30 cm,10 ~ 15 min   B. 20 ~ 30 cm,20 ~ 30 min

    C. 30 ~ 40 cm,10 ~ 15 min   D. 30 ~ 50 cm,20 ~ 30 min

    E. 40 ~ 50 cm,10 ~ 15 min

实训五　婴儿暖箱的使用法,蓝光疗法

一、婴儿暖箱的使用法

【临床案例】

新生儿,女,G2P1,胎龄 34 周。出生后第 3 d 出现少吃、少哭、少动;查体:体温 32.0 ℃,脉搏 126 次/min,呼吸 43 次/min,心、肺未见异常。腹部稍膨隆,脐部干燥,肝肋下 2 cm,双下肢小腿及大腿外侧皮肤发硬、水肿。该患儿最重要的护理措施是什么,怎样才能维持其正常体温。

【实训目标】

(1)能判断婴儿入暖箱条件。

(2)能进行婴儿暖箱操作。

(3)具有强烈的责任心、爱心及耐心,关心、爱护婴儿。

【实训地点】

儿科护理实训室。

【实训学时】

1 学时。

【实训准备】

1.用物准备

暖箱(图 5.1)、蒸馏水及床单。

2.护生准备

了解患儿的一般情况,着装整洁,操作前按七步洗手法洗手、戴口罩。

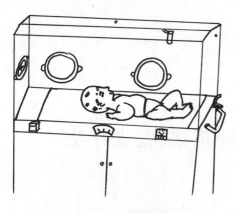

图5.1 婴儿暖箱

3. 环境准备

安静、整洁,光线充足;调节室温至24~26 ℃;避免放在阳光直射、对流风及取暖设备附近,以免影响箱内温度的控制。

【实训步骤】

1. 分组示教

每8~10人一组,教师示范操作并讲解。

2. 学生练习

每位学生独立操作练习,教师巡视指导。

3. 小结评价

教师随机抽取一位学生进行操作展示,其余学生观看;操作完后,先由学生指出存在的不足,然后由教师进行评价矫正;最后,由教师归纳、小结。

4. 作业布置

(1)根据实训结果完成实训报告。

(2)完成思考题1~3题。

【实训内容】

实训程序	操作方法
一、操作前准备	1. 用物准备:婴儿暖箱1台、棉垫1床、灭菌蒸馏水适量、新生儿中单1张、枕头1个、尿布数块及医嘱执行单、笔。 2. 护生准备:着装整洁,清洗双手;戴口罩。 3. 环境准备:用消毒液擦拭消毒暖箱;接通暖箱电源,检查暖箱各项配件、仪表是否正常。
二、操作过程	1. 暖箱应在使用前核对患儿床号、姓名。 2. 铺好暖箱内婴儿床棉垫、床单及枕头,准备箱内患儿用品。 3. 将蒸馏水加入暖箱水槽至水位指示线,并加蒸馏水于湿化器水槽中。 4. 接通电源,打开电源开关,加热指示灯亮,将预热温度调至28~32 ℃。 5. 达到预热温度后,根据患儿体重、日龄设定暖箱温度(表5.1),当暖箱温度达到设定温度时,恒温指示灯亮。 6. 调节暖箱湿度:相对湿度保持在55%~65%。 7. 待暖箱温度、湿度达到设定值后,将患儿穿单衣、系尿布后放入暖箱,若保温不好,可加被盖。 8. 各种操作集中进行,操作可从边门或袖孔伸入进行,尽量少开箱门以免箱内温度波动,患儿需要暂时出暖箱接受治疗、检查时要注意保暖。 9. 密切观察患儿生命体征变化,注意面色、呼吸、心率、体温等,并作好记录;密切观察箱温和使用情况,发现问题及时、妥善处理。 10. 交接班时各班应交接暖箱使用情况。 11. 抱患儿出暖箱:体重达2 000 g或以上,室温维持在24~26 ℃时,在不加热的暖箱内,患儿能保持正常体温者,可出暖箱;患儿在暖箱内生活1个月以上,体重虽不达2 000 g,但一般情况良好者也可出暖箱。

续表

实训程序	操作方法
三、操作后护理	1.对物品进行分类处理:将暖箱先用含氯消毒液擦拭,然后再用清水擦拭一遍,并用紫外线照射 30 min 后,表面覆遮盖物备用;一次性尿布放入医疗垃圾桶内;棉织品放入污染区待消毒;水箱内的蒸馏水倒入水池(空桶)内。 2.洗净双手;在治疗单(医嘱单)签执行时间及全名;在护理记录单上记录入箱日期、时间、生命体征并签名;停用暖箱时,在护理记录单上记录停用暖箱的日期、时间、出箱时患儿的生命体征等并签名。

表 5.1　不同出生体重新生儿的中性温度

出生体重/kg	中性温度/℃			
	35	34	33	32
1.0	初生 10 d 内	10 d 以后	3 周以后	5 周后
1.5	—	初生 10 d 内	初生 10 d 后	4 周后
2.0	—	初生 2 d	初生 2 d 后	3 周后
>2.5	—	—	初生 2 d 内	2 d 后

【实训注意事项】

(1)严格执行操作规程,定期检查,密切观察使用效果,如暖箱发出报警信号,应及时查找原因,妥善处理,保证绝对安全。

(2)室温保持在 24～26 ℃,避免阳光直射、对流风及靠近取暖处;严禁骤然提高暖箱温度,以免患儿体温上升造成不良后果。

(3)保持箱体的清洁卫生,每天用消毒液擦洗一遍,每周更换一次暖箱,用过的暖箱用消毒液擦洗后,再用紫外线照射 30 min;湿化器水箱用水每天更换一次,机箱下面的空气净化垫每月清洗一次;使用过程中定期进行细菌学监测。

(4)治疗、护理操作应在箱内进行,避免过多开启箱门而影响箱温。

(5)工作人员入箱操作、检查、接触患儿前,必须洗手,预防院内感染。

(6)掌握患儿出暖箱的原则,熟悉不同出生体重早产儿的暖箱温度设置和常见暖箱报警原因。

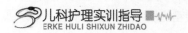
【考核标准】

婴儿暖箱使用法实训考核标准

专业_____ 班级_____ 姓名_____ 学号_____

项　目	评分要点	得　分
操作前准备 （6分）	1.用物准备：备齐用物。（2分） 2.护生准备：着装整洁，清洗双手，戴口罩。（2分） 3.环境准备：准备暖箱，检查暖箱各项配件、仪表是否正常。（2分）	
操作过程 （60分）	1.暖箱应在使用前核对患儿床号、姓名。（2分） 2.铺好暖箱内婴儿床棉垫、床单及枕头，准备箱内患儿用品。（2分） 3.将蒸馏水加入暖箱水槽至水位指示线，并加蒸馏水于湿化器水槽中。（8分） 4.接通电源，打开电源开关，加热指示灯亮，将预热温度调至28～32℃。（8分） 5.达到预热温度后，根据患儿体重、日龄设定暖箱温度，当暖箱温度达到设定温度时，恒温指示灯亮。（10分） 6.调节暖箱湿度：相对湿度保持在55%～65%。（5分） 7.待暖箱温度、湿度达到设定值后，将患儿穿单衣、系尿布后放入暖箱，若保温不好，可加被盖。（5分） 8.各种操作集中进行，操作可从边门或袖孔伸入进行，尽量少开箱门以免箱内温度波动，患儿需要暂时出暖箱接受治疗、检查时要注意保暖。（5分） 9.密切观察患儿生命体征变化，注意面色、呼吸、心率、体温等，并作好记录；密切观察箱温和使用情况，发现问题及时、妥善处理。（5分） 10.交接班时各班应交接暖箱使用情况。（2分） 11.抱患儿出暖箱：体重达2 000 g或以上，室温维持在24～26℃时，在不加热的暖箱内，患儿能保持正常体温者，可出暖箱；患儿在暖箱内生活1个月以上，体重虽不达2 000 g，但一般情况良好者也可出暖箱。（8分）	
操作后护理 （6分）	1.对物品进行分类处理。（3分） 2.洗净双手，记录并签名。（3分）	
实训注意事项 （18分）	1.严格执行操作规程，定期检查，密切观察使用效果，如暖箱发出报警信号，应及时查找原因，妥善处理，保证绝对安全。（4分） 2.室温保持在24～26℃，避免阳光直射、对流风及靠近取暖处；严禁骤然提高暖箱温度，以免患儿体温上升造成不良后果。（4分） 3.保持箱体的清洁卫生，每天用消毒液擦洗一遍，每周更换一次暖箱，用过的暖箱用消毒液擦洗后，再用紫外线照射30 min；湿化器水箱用水每天更换一次，机箱下面的空气净化垫每月清	

续表

项　目	评分要点	得　分
实训注意事项 （18分）	洗一次；使用过程中定期进行细菌学监测。（4分） 　4.治疗、护理操作应在箱内进行，避免过多开启箱门而影响箱温。（2分） 　5.工作人员入箱操作、检查、接触患儿前，必须洗手，预防院内感染。（2分） 　6.掌握患儿出暖箱的原则，熟悉不同出生体重早产儿的暖箱温度设置和常见暖箱报警原因。（2分）	
提问（1~2个）（10分）		
合　计	100分	

考评教师：_____　　_____年_____月_____日

【实训报告】

实训报告

课程名称：__儿科护理__　　　　　　　实训项目：__婴儿温箱使用法__
实训地点：__儿科护理实训室__
专业_____　班级_____　姓名_____　学号_____

1.操作前暖箱准备是：_____。
2.调节暖箱温度的依据是：_____。
暖箱温度达到设定温度时的表现是：_____。
暖箱湿度要求保持在_____。
3.小儿体温未升至正常之前_____监测1次体温，升至正常后_____测1次体温。
4.患儿出暖箱的条件：_____
_____
_____。
5.暖箱的室温保持在_____℃。
6.保持箱体的清洁卫生，_____用消毒液擦洗一遍，_____更换一次暖箱，用过的暖箱用消毒液擦洗后，再用紫外线照射_____min；湿化器水箱用水_____更换一次，机箱下面的空气净化垫_____清洗一次；使用过程中定期进行细菌学监测。

　　带教教师：_____　　学生：_____

　　　　　　　　　　　　　　　　_____年_____月_____日

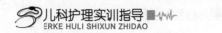

【课后练习】

一、思考题

1.早产儿,日龄 3 d,体重 2.2 kg,目前出现体温不升,怎样才能维持正常体温?如何调节病房温度,暖箱温、湿度?

2.列出暖箱内患儿出箱的条件。

二、选择题

A1 型题

1.婴儿暖箱预热时调至的温度是(　　)。

  A. 22 ~ 24 ℃   B. 24 ~ 26 ℃   C. 26 ~ 28 ℃

  D. 28 ~ 32 ℃   E. 32 ~ 34 ℃

2.婴儿暖箱使用时的环境温度是(　　)。

  A. 22 ~ 24 ℃   B. 24 ~ 26 ℃   C. 26 ~ 28 ℃

  D. 28 ~ 32 ℃   E. 32 ~ 34 ℃

3.新生儿寒冷损伤综合征首要的护理措施是(　　)。

  A. 保暖复温   B. 预防感染   C. 提供能量及水分

  D. 健康指导   E. 供氧

4.正常新生儿所需室内的适中温度为(　　)。

  A. 16 ~ 18 ℃   B. 19 ~ 21 ℃   C. 22 ~ 24 ℃

  D. 25 ~ 27 ℃   E. 28 ~ 30 ℃

5.新生儿寒冷损伤综合征首先出现硬肿的部位是(　　)。

  A. 面颊   B. 躯干   C. 前臂

  D. 臀部   E. 小腿

6.暖箱温度的调节主要是根据早产儿的(　　)。

  A. 体温和呼吸   B. 体重和心率   C. 日龄和血压

  D. 呼吸和心率   E. 日龄和体重

7.早产儿的护理应特别注意(　　)。

  A. 维持体温正常   B. 按医嘱用药   C. 合理喂养

  D. 脐部护理   E. 口腔护理

8.早产儿的定义是胎龄未满(　　)。

  A. 28 周   B. 37 周   C. 38 周

  D. 40 周   E. 42 周

9.早产儿出暖箱的标准不包括(　　)。

  A. 体重增至 2 000 g 以上   B. 日龄满 2 周   C. 体温稳定

  D. 吸吮良好   E. 呼吸正常

A2 型题

10. 男婴,胎龄 35 周,出生 10 d,因低体温、反应差、拒乳、尿少、双小腿外侧皮下脂肪变硬而入院。该患儿关键的护理措施是(　　)。

　A.维持有效呼吸　　　　B.遵医嘱用药　　　　　C.合理喂养

　D.积极复温　　　　　　E.预防感染

11. 新生儿出生 8 d,胎龄 33 周,体重 2 000 g,反应差,拒食。体检:体温 35 ℃,皮肤无疖肿,右大腿外侧皮肤发凉、硬,心、肺及腹部检查未见异常,血白细胞 9.6×10⁹/L,中性粒细胞 45%,胸片正常。此患儿最可能为(　　)。

　A.新生儿黄疸　　　　　B.新生儿硬肿症　　　　C.新生儿破伤风

　D.新生儿败血症　　　　E.新生儿颅内出血

12. 为维持早产儿体温恒定,需根据早产儿的情况采取不同的保暖措施,可先在婴儿暖箱外保暖的小儿是(　　)。

　A.体重 >1 000 g 者　　B.体重 >1 500 g 者　　C.体重 >2 000 g 者

　D.体重 >2 500 g 者　　E.体重 >3 000 g 者

13. 小儿,女,日龄 7 d,因皮肤黄染逐渐加重前来咨询。该小儿为第一胎,足月顺产,出生体重 3.5 kg,出生后 3 d 出现皮肤黄染,近 2 d 黄疸加重,母乳喂养,吃乳好。小儿精神好,面部及全身皮肤黄染,无出血点,前囟平坦,肝肋下 1 cm,余(－)。血胆红素 136.8 μmol/L(8 mg/dl),直接胆红素 20 μmol/L。根据以上情况,向小儿的父母解释黄疸的原因和应采取的护理措施是(　　)。

　A.可疑新生儿溶血病,需要立即进行蓝光照射治疗

　B.考虑为遗传性疾病,需要进一步检查

　C.为母乳性黄疸,停止母乳喂养

　D.考虑生理性黄疸,出生 2 周未消退及时就诊

　E.考虑生理性黄疸,出生 3~4 周未消退及时就诊

B1 型题

(12—14 题共用选项)

　A.22~24 ℃　　　　　　B.26~28 ℃　　　　　　C.30~32 ℃

　D.38~40 ℃　　　　　　E.60 ℃

14. 病理性黄疸患儿采用光疗时,箱温为(　　)。

15. 正常新生儿沐浴时,水温为(　　)。

16. 小儿使用暖水袋的温度不宜超过(　　)。

二、蓝光疗法

【临床案例】

　新生儿,G1P1,足月顺产,母乳喂养。出生后 2 d 出现皮肤黏膜、巩膜中度黄染,精神、食

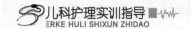
欲及睡眠尚可,大便黄色,小便深黄。查体:体温 36.8 ℃,脉搏 126 次/min,呼吸43 次/min,心肺、腹部未见异常,脐部干燥,双下肢不肿,血清胆红素 245 μmol/L。其母亲血型为"O"型,患儿血型为"B"型。如何对该患儿进行蓝光退黄治疗?

【实训目标】

(1)能判断入蓝光箱指征。

(2)能熟练地完成蓝光箱操作。

(3)热爱医学事业,同情、关爱婴儿。

【实训地点】

儿科护理实训室。

【实训学时】

1 学时。

【实训准备】

1.用物准备

光疗箱(160~320 W 蓝光灯,灯管与患儿皮肤距离33~50 cm)、患儿护眼罩、尿布、胶布、工作人员用墨镜。

2.护生准备

了解患儿的一般情况、生命体征、黄疸程度及胆红素值,操作前按七步洗手法洗手。

3.患儿准备

清洁皮肤、剪短指甲、测体温、测体重及取血测胆红素。

4.环境准备

安静、整洁,光线、温度、湿度适宜,酌情关闭门窗、避免阳光直射。

【实训步骤】

1.分组示教

每 8~10 人一组,教师示范操作并讲解。

2.学生练习

每位学生独立操作练习,教师巡视指导。

3.小结评价

教师随机抽取一位学生进行操作展示,其余学生观看;操作结束后,先由学生指出存在的不足,然后由教师进行评价矫正;最后,由教师归纳、小结。

4.作业布置

(1)根据实训结果完成实训报告。

(2)完成思考题。

【实训内容】

实训程序	操作方法
一、操作前准备	1.用物准备:准备单面或者双面光疗箱1台;遮光眼罩、尿布或者一次性尿布数块;必要时准备医嘱执行单、笔。 2.护生准备:了解光照疗法原理;着装整洁,应用七步洗手法清洗双手;戴口罩、墨镜。 3.环境准备:清洁光疗箱,特别注意清除灯管及反射板的灰尘,检查线路及光管亮度是否正常。
二、操作过程	1.核对患儿床号、姓名;将光疗箱内水箱加水至2/3处,接通电源,启亮蓝光灯管,调节箱内温度至30~32 ℃(早产儿为32~36 ℃)、相对湿度至55%~65%;灯管与皮肤距离33~50 cm(图5.2)。 ![图5.2 蓝光疗法] 图5.2 蓝光疗法 2.入箱:将患儿全身裸露,佩戴护眼罩,用尿布遮盖会阴部,特别是男婴生殖器;放入已经预热好的光疗箱中,记录开始照射的时间及灯管开启时间。 3.光疗:应使患儿皮肤均匀受光,若使用单面光疗箱,应隔2 h更换体位1次,可以仰卧、侧卧、俯卧交替照射;俯卧照射时有专人巡视。 4.在患儿光疗期间,随时监测其体温和箱温的变化,每小时测体温1次,使体温保持在36~37 ℃为宜,根据体温调节箱温;若光疗时患儿体温上升超过37.8 ℃或低于35 ℃时,需暂停光疗,经处理,待其体温恢复正常后继续进行光疗。 5.光疗过程中应注意观察,如患儿出现烦躁、嗜睡、高热、皮疹、呕吐、拒乳、腹泻及脱水等症状时,及时与医师取得联系,妥善处理。 6.出箱护理:切断电源,摘掉眼罩,将患儿衣着整理舒适,测体重。
三、操作后护理	1.对物品进行分类处理:将光疗箱用含氯消毒液擦拭,然后用清水擦拭一遍,再用紫外线照射30 min,表面置遮盖物备用;一次性尿布、遮光眼罩、胶布、放入医疗垃圾桶内;所用棉织品送洗衣房清洗消毒;水箱内的蒸馏水倒入水池(空桶)内。 2.清洗双手;在治疗单(医嘱单)签执行时间及全名;在护理记录单上记录开始照射时间、出箱时间、灯管使用时间以及患儿精神反应、呼吸、脉搏、皮肤完整性、四肢张力有无变化、黄疸进展程度等,并签名。

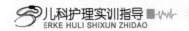

【实训注意事项】

(1)严格进行交接班。

(2)注意患儿洗浴后不要擦抹爽身粉或者油剂,防止降低光疗效果。

(3)患儿光疗时随时观察患儿眼罩、会阴遮盖物有无脱落,注意皮肤有无破损。

(4)患儿光疗时应每小时测体温1次或根据病情、体温随时测量,如超过37.8 ℃或低于35 ℃时,需暂停光疗,经处理待体温恢复正常后继续进行光疗。

(5)光疗不良反应有发热、腹泻、脱水、皮疹、维生素 B_2 缺乏、青铜症等,注意监护。

(6)灯管使用300 h后光能量输出减弱20%,900 h后减弱35%,因此,灯管使用1 000 h后必须更换。

(7)保持灯管及反射板的清洁,每日擦拭,防止灰尘影响光照强度;夏季为避免箱温过高,光疗箱最好放于空调病室内。

【考核标准】

蓝光疗法实训考核标准

专业_____ 班级_____ 姓名_____ 学号_____

项　目	评分要点	得　分
操作前准备 (10分)	1.用物准备:备齐用物。(2分) 2.护生准备:了解光照疗法原理。(5分) 3.环境准备:准备好清洁光疗箱。(3分)	
操作过程 (50分)	1.核对患儿床号、姓名;将光疗箱内水箱加水至2/3处,接通电源,启亮蓝光灯管,调节箱内温度至30～32 ℃(早产儿为32～36 ℃)、相对湿度至55%～65%;灯管与皮肤距离33～50 cm。(10分) 2.入箱:将患儿全身裸露,佩戴护眼罩,用尿布遮盖会阴部,特别是男婴生殖器;放入已经预热好的光疗箱中,准确记录入箱时间及灯管开启时间;一般光照12～24 h才能使血清胆红素下降,血清胆红素小于171 μmol/L(10 mg/dl)后可停止照射,光照总时间遵医嘱。(10分) 3.光疗:应使患儿皮肤均匀受光,若使用单面光疗箱,应隔2 h更换体位1次,可以仰卧、侧卧、俯卧交替照射;俯卧照射时有专人巡视。(5分) 4.在患儿光疗期间,随时监测其体温和箱温的变化,每小时测体温1次,使体温保持在36～37 ℃为宜,根据体温调节箱温;若光疗时患儿体温上升超过37.8 ℃或低于35 ℃时,需暂停光疗。(10分) 5.光疗过程中注意观察,如患儿出现烦躁、嗜睡、高热、皮疹、呕吐、拒乳、腹泻及脱水等症状时,及时与医师取得联系,妥善处理。(10分) 6.出箱护理:出箱前先将衣服预热,再给患儿穿好,关电源开关,除去护眼罩,抱回病房。(5分)	

项　目	评分要点	得　分
操作后护理 （10分）	1. 对物品进行分类处理：将光疗箱用含氯消毒液擦拭，然后用清水擦拭一遍，再用紫外线照射30 min，表面置遮盖物备用；一次性尿布、遮光眼罩、胶布、放入医疗垃圾桶内；所用棉织品送洗衣房清洗消毒；水箱内的蒸馏水倒入水池（空桶）内。（5分） 2. 清洗双手；在治疗单（医嘱单）签执行时间及全名；在护理记录单上记录开始照射时间、出箱时间、灯管使用时间以及患儿精神反应、呼吸、脉搏、皮肤完整性、四肢张力有无变化、黄疸进展程度等，并签名。（5分）	
实训注意事项 （20分）	1. 严格进行交接班。（2分） 2. 注意患儿洗浴后不要擦抹爽身粉或者油剂，防止降低光疗效果。（2分） 3. 患儿光疗时随时观察患儿眼罩、会阴遮盖物有无脱落，注意皮肤有无破损。（2分） 4. 患儿光疗时应每小时测体温1次或根据病情、体温随时测量，如体温高于38.5 ℃，应该暂时停止光疗。（2分） 5. 光疗不良反应有发热、腹泻、脱水、皮疹、维生素 B_2 缺乏、青铜症等，注意监护。（5分） 6. 灯管使用300 h后光能量输出减弱20%，900 h后减弱35%，因此，灯管使用1 000 h后必须更换。（5分） 7. 保持灯管及反射板的清洁，每日擦拭，防止灰尘影响光照强度；夏季为避免箱温过高，光疗箱最好放于空调病室内。（2分）	
提问（1～2个）（10分）		
合　计	100分	

考评教师：_____　　　_____年_____月_____日

【实训报告】

实训报告

课程名称：<u>儿科护理</u>　　　　　　　　实训项目：<u>蓝光疗法</u>

实训地点：<u>儿科护理实训室</u>

专业_____　班级_____　姓名_____　学号_____

---

1. 光照疗法的原理是：_____

_____。

2. 操作前光疗箱准备要求是：_____。

3. 光疗箱内水箱加水的量是：_____。

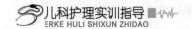

4.接通电源,启亮蓝光灯管,调节箱内温度至_____(早产儿为_____),相对湿度至_____;灯管距患儿皮肤_____。

5.患儿在光疗箱内应全身裸露,佩戴护眼罩,用尿布遮盖会阴部,特别是男婴要注意保护_____。

6.单面光疗箱每_____更换体位1次,可以仰卧、侧卧、俯卧交替照射;俯卧照射时有专人巡视。

7.患儿光疗期间随时监测其体温和箱温的变化,每_____测体温1次,使体温保持在36~37 ℃为宜,根据体温调节箱温;若光疗时患儿体温上升超过_____时,需暂停光疗。

8.光疗的副作用有_____
_____。

9.蓝光灯管使用_____后光能量输出减弱20%,900 h后减弱35%,因此灯管使用_____后必须更换。

带教教师:_____   学生:_____

_____年_____月_____日

【课后练习】

一、思考题

1.简述光照疗法退黄疸的原理。

2.简述光照疗法的注意事项。

二、选择题

A1 型题

1.对于新生儿病理性黄疸的特点,正确的是(   )。

　　A.黄疸多在出生后2~3 d出现

　　B.黄疸在出生后2周内消退

　　C.黄疸持续不退或退而复现

　　D.胆红素每日上升不超过85 μmol/L(5 mg/dl)

　　E.血清结合胆红素浓度小于34 μmol/L(2 mg/dl)

2.对于生理性黄疸的特点,正确的是(   )。

　　A.足月儿生后4周内黄疸消退　　　　　　B.生后10~14 d出现黄疸

　　C.早产儿生后2周内黄疸消退　　　　　　D.以结合胆红素为主

　　E.一般情况好,不伴有其他症状

3.早产儿生理性黄疸消退的时间是(   )。

　　A.2~3 d　　　　　　　　B.4~5 d　　　　　　　　C.7~14 d

　　D.2~3周　　　　　　　　E.3~4周

4.新生儿ABO血型不合溶血症是属于(   )。

　　A.异常血红蛋白　　　　B.红细胞膜的缺陷　　　　C.同族免疫性溶血

D. 红细胞酶的缺陷　　　　　E. 异族免疫性溶血

5. 新生儿黄疸在生后 24 h 内出现应首先考虑(　　　)。

A. 新生儿肝炎　　　　　　　B. 生理性黄疸　　　　　　　C. 新生儿败血病

D. 新生儿溶血症　　　　　　E. 先天生胆道闭锁

6. 为降低胆红素浓度,防止或减轻核黄疸,简单而有效的方法是(　　　)。

A. 换血疗法　　　　　　　　B. 光照疗法　　　　　　　　C. 白蛋白静滴

D. 激素口服用　　　　　　　E. 苯巴比妥口服

7. 足月新生儿生理性黄疸消退的时间是(　　　)。

A. 2 ~ 3 d　　　　　　　　　B. 5 ~ 7 d　　　　　　　　　C. 10 ~ 14 d

D. 2 ~ 3 周　　　　　　　　　E. 4 周

8. 新生儿黄疸出现后应进行换血疗法的情况是(　　　)。

A. 黄疸在出生后 2 ~ 3 d 出现

B. 每日胆红素上升不超过 85 μmol/L(5 mg/dl)

C. 血清总胆红素小于 205 μmol/L(12 mg/dl)

D. 血清总胆红素小于 257 μmol/L(12 mg/dl)

E. 血清总胆红素大于 342 μmol/L(20 mg/dl)

9. 下列关于新生儿胆红素代谢的特点,不正确的是(　　　)。

A. 胆红素生成较少　　　　　　　　　B. 肝脏排泄胆红素的功能低下

C. 葡萄糖醛酸转移酶含量低,活性差　D. Y、Z 蛋白含量低,肝脏摄取胆红素的能力差

E. 肠道 β-葡萄糖醛酸苷酶活性高,胆红素肠肝循环增加

10. 出现下列(　　　)情况不考虑为病理性黄疸。

A. 黄疸退而复现　　　　　　　　　B. 每日胆红素上升小于 85 μmol/L

C. 黄疸在出生后 24 h 内出现　　　　D. 足月儿黄疸持续时间超过 3 周

E. 黄疸程度严重,足月儿血清胆红素大于 222 μmol/L

11. 早产儿生理性黄疸血胆红素最高不超过(　　　)。

A. 171 μmol/L　　　　　　　B. 205.2 μmol/L　　　　　　C. 256.5 μmol/L

D. 342 μmol/L　　　　　　　E. 572 μmol/L

12. 病理性黄疸患儿使用蓝光治疗,不是其不良反应的是(　　　)。

A. 腹泻　　　　　　　　　　B. 发热　　　　　　　　　　C. 皮疹

D. 青铜症　　　　　　　　　E. 食欲减退

13. 新生儿黄疸最主要的护理问题是(　　　)。

A. 知识缺乏　　　　　　　　B. 体温过高　　　　　　　　C. 潜在并发症:胆红素脑病

D. 营养失调　　　　　　　　E. 有感染的危险

14. 早产儿病室适宜的温湿度为(　　　)。

A. 温度 22 ~ 24 ℃,相对湿度 55% ~ 65%

B. 温度 24 ~ 26 ℃,相对湿度 55% ~ 65%

C. 温度 24 ~ 26 ℃,相对湿度 40% ~ 50%

D. 温度 30 ~ 32 ℃,相对湿度 40% ~ 50%

E. 温度 32 ~ 34 ℃,相对湿度 55% ~ 65%

15. 蓝光疗法治疗新生儿病理性黄疸,灯管与患儿的皮肤距离是(　　　)。

A. 10 ~ 15 cm　　　　　　　B. 15 ~ 25 cm　　　　　　　C. 25 ~ 35 cm

D. 33 ~ 55 cm   E. 40 ~ 60 cm

16. 蓝光疗法的适应症为( )。

    A. 新生儿硬肿症   B. 新生儿破伤风   C. 新生儿颅内出血

    D. 新生儿败血症   E. 新生儿高胆红素血症

17. 为黄疸患儿进行蓝光疗法时应( )。

    A. 裸体   B. 裸体、戴眼罩   C. 穿单衣、系尿布

    D. 穿单衣、系尿布、戴眼罩   E. 裸体、系尿布、戴眼罩

18. 关于蓝光箱的使用,以下( )项不正确。

    A. 戴护眼罩   B. 除尿布外全身裸露

    C. 箱温 30 ~ 32 ℃   D. 湿度保持在 55% ~ 65%

    E. 灯管距患儿 100 cm,以免烫伤

19. 下列关于蓝光疗法护理,错误的是( )。

    A. 注意病情变化,每 4 h 测生命体征 1 次

    B. 及时补充营养和水分

    C. 调节箱内温、湿度,保持箱温恒定

    D. 密切观察患儿有无腹泻、皮疹等副作用

    E. 注意保护眼睛,为患儿戴好护眼罩

20. 蓝光疗法常见的副作用是( )。

    A. 呕吐   B. 抽搐   C. 食欲减退

    D. 腹泻   E. 低体温

A2 型题

21. 李小花,足月顺产,出生后 4 d。皮肤黏膜轻度黄染,精神、食欲及睡眠尚可,大小便正常,血清总胆红素 195.8 μmol/L,肝功能正常。该小儿最可能诊断为( )。

    A. 新生儿肝炎   B. 新生儿溶血症   C. 新生儿败血症

    D. 新生儿生理性黄疸   E. 胆道闭锁

22. 患儿出生后 24 h,出生体重 3 400 g,血清总胆红素 307.8 μmol/L(18 mg/dl),未结合胆红素 156.5 μmol/L(15 mg/dl),最主要的护理措施是( )。

    A. 光照疗法   B. 换血疗法   C. 按医嘱补充白蛋白

    D. 按医嘱输鲜血   E. 按医嘱口服苯巴比妥钠

23. 女婴,出生后 6 d,足月顺产,母乳喂养,吃乳好,皮肤黄染,血清胆红素 153 μmol/L,应采取的措施是( )。

    A. 输白蛋白   B. 输血浆   C. 换血治疗

    D. 不需处理   E. 蓝光照射

A3 型题

(24—26 题共用题干)

新生儿,日龄 4 d。皮肤、黏膜及巩膜黄染,精神、食欲尚可,大便黄色糊状,小便正常。辅助检查:血清胆红素 120 μmol/L,血常规正常,小儿血型为"O 型",其母为"B 型"。

24. 该小儿黄疸的原因可能是( )。

    A. 胆汁淤积性黄疸   B. 肝细胞性黄疸   C. 溶血性黄疸

D. 生理性黄疸　　　　　　　　E. 母乳性黄疸

25. 目前最佳处理措施是(　　　)。
　　A. 蓝光治疗　　　　　　B. 口服肝酶诱导剂　　　　C. 观察黄疸变化
　　D. 输白蛋白　　　　　　E. 予以保肝治疗

26. 利于婴儿黄疸消退的食物是(　　　)。
　　A. 牛乳　　　　　　　　B. 羊乳　　　　　　　　　C. 猪肝
　　D. 菠菜汁　　　　　　　E. 糖水

A4 型题

(27—32 题共用题干)

足月新生儿，男，日龄 5 d，体重 3 200 g，出生后 36 h 出现皮肤、黏膜及巩膜黄染，精神、食欲稍差。辅助检查：血清胆红素 290 μmol/L。

27. 该小儿的可能诊断是(　　　)。
　　A. 新生儿溶血症　　　　　　　　B. 生理性黄疸
　　C. 病理性黄疸(高胆红素血症)　　D. 新生儿颅内出血
　　E. 新生儿低钙血症

28. 目前应采取的最佳处理措施是(　　　)。
　　A. 蓝光治疗　　　　　　B. 吸氧　　　　　　　　　C. 观察黄疸变化
　　D. 换血疗法　　　　　　E. 保暖

29. 蓝光疗法时，灯管与患儿皮肤的距离是(　　　)。
　　A. 10 ~ 15 cm　　　　　B. 15 ~ 25 cm　　　　　　C. 25 ~ 35 cm
　　D. 33 ~ 55 cm　　　　　E. 40 ~ 60 cm

30. 单面光疗时更换体位的时间是(　　　)。
　　A. 每 0.5 h　　　　　　B. 每 1 h　　　　　　　　C. 每 2 h
　　D. 每 3 h　　　　　　　E. 每 4 h

31. 观察该新生儿病情变化的重点是(　　　)。
　　A. 体温　　　　　　　　　　　　B. 心率
　　C. 呼吸　　　　　　　　　　　　D. 皮肤、黏膜及巩膜黄染的程度
　　E. 氧饱和度

32. 蓝光灯管累积使用需更换的时间是(　　　)。
　　A. 100 h　　　　　　　B. 300 h　　　　　　　　　C. 900 h
　　D. 1 000 h　　　　　　E. 2 000 h

B1 型题

(33—36 题共用答案)
　　A. 生理性黄疸　　　　　　B. 新生儿溶血病　　　　　C. 先天性胆道闭锁
　　D. 新生儿败血症　　　　　E. 母乳性黄疸

33. 生后 24 h 内出现黄疸是(　　　)。

34. 生后 2 ~ 3 d 出现黄疸，10 ~ 14 d 自然消退，一般情况良好的可能诊断是(　　　)。

35. 黄疸退而复现，反应差，体温不升的可能诊断是(　　　)。

36. 一般情况良好，1 ~ 4 个月黄疸消退的可能诊断是(　　　)。

实训六　小儿静脉穿刺术

【临床案例】

患儿,男,10月,2012年12月发病。因"腹泻、呕吐4 d"由个体诊所转入,大便每日约20次,量多,呈蛋花汤样或稀水样。1 d来出现尿少、精神萎靡、烦躁及腹胀。查体:体温38.3 ℃,脉搏130次/min,呼吸40次/min,嗜睡,口唇樱桃红色,口腔黏膜干燥,皮肤弹性减弱,前囟及眼窝明显凹陷,双肺未闻及干湿啰音。心率130次/min、心律齐,各瓣膜区未闻及杂音,腹膨隆,肠鸣音减弱。大便常规提示白细胞(+ +),3 d前血液生化检查:电解质提示血钠136 mmol/L,血氯100 mmol/L,血钾3.2 mmol/L,二氧化碳结合力16 mmol/L。目前需紧急静脉补液及静脉取血复查电解质。

一、小儿头皮静脉输液

【实训目标】

(1)能说出小儿头皮静脉输液的注意事项。

(2)会鉴别小儿头皮动脉与头皮静脉。

(3)会进行小儿头皮静脉输液操作。

(4)培养学生的高度责任感和同情心,关爱儿童;能与小儿及家长进行有效沟通。

【实训地点】

儿科护理实训室。

【实训学时】

1学时。

【实训准备】

1. 用物准备

输液器、液体及药物;根据需要准备治疗盘、一次性无菌注射器(根据药量选择 5~50 ml 注射器)、7~9 号针头或头皮针、分装袋输液器、干棉球、棉签、胶布、无菌透明敷料、无菌手套、碘伏、75% 的乙醇、止血带、备皮用品、约束用品、小枕头等。

2. 护生准备

熟悉小儿头皮静脉特点(小儿头皮静脉丰富,分支交错成网状,且表浅易见,易于固定。用头皮静脉输液便于保暖,方便小儿肢体活动。故新生儿、婴幼儿多采用头皮静脉输液,常选用额上静脉、颞浅静脉及耳后静脉等,见图 6.1);了解患儿年龄、病情、意识状态及其对静脉穿刺和输液的认知程度、心理状态,观察穿刺部位的皮肤及血管状况;根据患儿的年龄,做好与患儿及家长的解释工作;操作前按七步洗手法洗手、戴口罩。

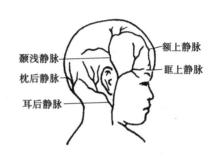

图 6.1　小儿头皮静脉部位图

3. 患儿准备

将患儿穿刺部位毛发剃尽,并用肥皂及清水洗净;为小婴儿更换尿布,协助幼儿排尿。

4. 环境准备

安静、整洁,光线充足,温、湿度适宜。

【实训步骤】

1. 分组示教

每 8~10 人一组,教师在模型婴儿上示范操作并讲解。

2. 学生练习

每位学生独立操作练习,教师巡视指导。

3. 小结评价

教师随机抽取一位学生进行操作展示,其余学生观看;操作完后,先由学生指出存在的不足,然后由教师进行评价矫正;最后,由教师归纳、小结。

4. 作业布置

(1)根据实训结果完成实训报告。

(2)完成思考题。

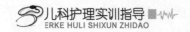

【实训内容】

实训程序	操作方法
一、操作前准备	1. 用物准备:备齐输液器、液体及药物;根据需要准备治疗盘、一次性无菌注射器(根据药量选择 5~50 ml 注射器)、7~9 号针头或头皮针、分装袋输液器、干棉球、棉签、胶布、无菌透明敷料、无菌手套、碘伏、75% 的乙醇、止血带、备皮用品、约束用品、小枕头等。 2. 护生准备:熟悉小儿头皮静脉特点;了解患儿年龄、病情、意识状态及其对静脉穿刺和输液的认知程度、心理状态,观察穿刺部位的皮肤及血管状况;根据患儿的年龄,做好与患儿及家长的解释工作;衣帽整洁;操作前按七步洗手法洗手、戴口罩。 3. 患儿准备:将患儿穿刺部位毛发剃尽,并用肥皂及清水洗净;为小婴儿更换尿布,协助幼儿排尿。 4. 环境准备:环境安静、整洁,光线充足,温、湿度适宜。
二、操作过程	1. 在治疗室内核对、检查药液、输液器,按医嘱加入药物,并将输液器针头插入输液瓶塞内,关闭调节器。 2. 备齐用物至患儿床旁,核对患儿,再次查对药液,将输液瓶挂于输液架上,排尽空气。 3. 使患儿仰卧或侧卧,头垫小枕,助手站于患儿足端,固定患儿头部及肢体;必要时采用全身约束法。 4. 操作者立于患儿头端,仔细选择静脉,消毒皮肤后,用吸入生理盐水的注射器接上头皮针,排尽气体;操作者以左手拇指、食指分别固定静脉两端皮肤,另一手持针在距静脉最清晰点向后移 0.3 cm 处将针头沿静脉方向近似平行刺入皮肤,然后沿静脉走向徐徐刺入,有落空感同时有回血时,再进针少许;血管细小或充盈不全时常无回血,可用注射器轻轻抽吸,也可推入少量液体,如局部无隆起,推之畅通无阻,说明穿刺已成功。 5. 检验穿刺无误后,用胶布固定针头和硅胶管于适当位置;取下注射器接上输液器,调节好输液速度并查对;填写并挂好输液卡,必要时约束患儿双上肢。 6. 整理用物,洗手。 7. 输液完毕,轻轻取下胶布,关闭调节器,将针头拔出,用无菌棉球压迫片刻后,用胶布固定。
三、操作后护理	1. 终末处理用物,归还原处。 2. 将输液器及时毁形后浸泡于含氯消毒液中,网套、止血带、弯盘等物分别浸泡于消毒液内。 3. 洗手并作好记录。

【实训注意事项】

(1)严格执行查对制度及无菌技术操作原则,注意配伍禁忌。

(2)小儿头皮静脉不易显露,穿刺时光线要充足;注意鉴别头皮动脉、头皮静脉(表 6.1)。

(3)穿刺中注意观察患儿的面色和一般情况。

（4）根据患儿的病情、年龄、药物性质调节输液速度，观察输液情况，如速度是否合适，局部有无肿胀，针头有无移动、脱出，各连接处有无漏液等。

（5）注意观察患儿有无输液反应。

表 6.1　小儿头皮静脉与动脉的鉴别

		头皮静脉	头皮动脉
外　观		浅蓝色,较细,树状,啼哭时充血明显	紫红色,较粗,弯曲状,啼哭时充血不明显
触　摸		无搏动,管壁较薄,不易压瘪,不易滑动	有搏动感,管壁较厚,不易压瘪,易滑动
液体滴入		滴入顺畅,血流呈向心方向	滴入不畅,血流呈离心方向流动

【考核标准】

小儿头皮静脉输液实训考核标准

专业_____　班级_____　姓名_____　学号_____

项　目	评分要点	得　分
操作前准备 （6分）	1.用物准备:备齐用物。(1分) 2.护生准备:熟悉小儿头皮静脉特点;了解患儿的一般情况,观察穿刺部位的皮肤及血管状况;做好与患儿及家长的沟通工作;衣帽整洁,操作洗手、戴口罩。(2分) 3.患儿准备:将患儿穿刺部位毛发剃尽,并用肥皂及清水洗净;为小婴儿更换尿布,协助幼儿排尿。(2分) 4.环境准备:环境安静、整洁,光线充足,温、湿度适宜。(1分)	
操作过程 （60分）	1.在治疗室内核对、检查药液、输液器,按医嘱加入药物,并将输液器针头插入输液器瓶塞内,关闭调节器。(5分) 2.备齐用物至患儿床旁,核对患儿,再次查对药液,将输液瓶挂于输液架上,排尽空气。(5分) 3.使患儿仰卧或侧卧,头垫小枕,助手站于患儿足端,固定患儿头部及肢体;必要时采用全身约束法。(5分) 4.操作者立于患儿头端,仔细选择静脉,消毒皮肤后,用吸入生理盐水的注射器接上头皮针,排尽气体;操作者以左手拇指、食指分别固定静脉两端皮肤,另一手持针在距静脉最清晰点向后移0.3 cm处将针头沿静脉方向近似平行刺入皮肤,然后沿静脉走向徐徐刺入,有落空感同时有回血时,再进针少许;血管细小或充盈不全时常无回血,可用注射器轻轻抽吸,也可推入少量液体,如局部无隆起,推之畅通无阻,说明穿刺已成功。(25分) 5.检验穿刺无误后,用胶布固定针头和硅胶管于适当位置;取下注射器接上输液器,调节好输液速度并查对;填写并挂好输液卡,必要时约束患儿双上肢。(10分) 6.整理用物,洗手。(5分)	

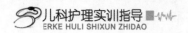

续表

项　目	评分要点	得　分
操作过程 （60分）	7.输液完毕，轻轻取下胶布，关闭调节器，将针头拔出，用无菌棉球压迫片刻后，用胶布固定。（5分）	
操作后护理 （14分）	1.终末处理用物，归还原处。（3分） 2.将输液器及时毁形后浸泡于含氯消毒液中，网套、止血带、弯盘等物分别浸泡于消毒液内。（8分） 3.洗手并作好记录。（3分）	
实训注意事项 （10分）	1.严格执行查对制度及无菌技术操作原则，注意配伍禁忌。（2分） 2.小儿头皮静脉不易显露，穿刺时光线要充足；注意鉴别头皮动脉、头皮静脉。（2分） 3.穿刺中注意观察患儿的面色和一般情况。（2分） 4.根据患儿的病情、年龄、药物性质调节输液速度，观察输液情况，如速度是否合适，局部有无肿胀，针头有无移动、脱出，各连接处有无漏液等。（2分） 5.注意观察患儿有无输液反应。（2分）	
提问（1~2个）（10分）		
合　计	100分	

考评教师：_____　　　　_____年_____月_____日

【实训报告】

实训报告

课程名称：<u>儿科护理</u>　　　　　　实训项目：<u>小儿头皮静脉输液</u>
实训地点：<u>儿科护理实训室</u>
专业_____　班级_____　姓名_____　学号_____

1.新生儿、婴幼儿输液多采用_____输液，常选用_____静脉。

2.头皮静脉输液时，操作者_____固定静脉两端皮肤，另一手持针在距静脉最清晰点向后移_____处将针头沿静脉方向_____刺入皮肤，然后_____徐徐刺入，有落空感同时有回血时，再进针少许；血管细小或充盈不全时常无回血，可用注射器_____，也可推入少量液体，如局部无隆起，推之畅通无阻，说明穿刺已成功。

3.输液时严格执行_____和_____，注意配伍禁忌。

4.小儿头皮静脉特点是_____；
头皮动脉特点是_____。

5. 小儿头皮静脉输液如误注入动脉,局部表现为_____。

带教教师:_____　　学生:_____

_____年_____月_____日

二、小儿头皮静脉留置针穿刺术

【实训目标】

(1)能说出小儿头皮静脉留置针穿刺术的注意事项。

(2)能熟练地进行小儿头皮静脉留置针穿刺术操作。

(3)培养学生热爱医学事业,同情、关爱儿童的情感;能和家长与小儿进行有效沟通的能力。

【实训地点】

儿科护理实训室。

【实训学时】

0.5 学时。

【实训准备】

1. 用物准备

输液器、液体及药物;根据需要准备治疗盘、一次性无菌注射器(根据药量选择 5~50 ml 注射器)、7~9 号针头或头皮针、小儿留置针、分装袋输液器、干棉球、棉签、胶布、无菌透明敷料、无菌手套、碘伏、75%的乙醇、止血带、备皮用品、约束用品、小枕头等。

2. 护生准备

知晓静脉留置针在儿科护理中的优点,比如早产儿、高危儿、婴幼儿头皮静脉细小,管腔窄,且易动不合作,采用静脉留置针可以有效保护血管,减轻患儿反复穿刺的痛苦,减轻护士的工作量,并且随时保持静脉通路的通畅,便于急救和给药;了解患儿年龄、病情、意识状态及其与家长对静脉穿刺和输液的认知程度、心理状态,观察穿刺部位的皮肤及血管状况;根据患儿的年龄,做好与患儿及家长的解释工作;操作前按七步洗手法洗手、戴口罩。

3. 患儿准备

将患儿穿刺部位毛发剃尽,并用肥皂及清水洗净;为小婴儿更换尿布,协助幼儿排尿。

4. 环境准备

安静、整洁,光线、温度、湿度适宜。

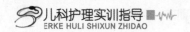

【实训步骤】

1. 分组示教

每 8 ~ 10 人一组,教师在模型婴儿上示范操作并讲解。

2. 学生练习

每位学生独立操作练习,教师巡视指导。

3. 小结评价

教师随机抽取一位学生进行操作展示,其余学生观看;操作完后,先由学生指出存在的不足,然后由教师进行评价矫正;最后,由教师归纳、小结。

4. 作业布置

(1)根据实训结果完成实训报告。

(2)完成思考题。

【实训内容】

实训程序	操作方法
一、操作前准备	1.用物准备:备齐输液器、液体及药物;根据需要准备治疗盘、一次性无菌注射器(根据药量选择 5 ~ 50 ml 注射器)、7 ~ 9 号针头或头皮针、小儿留置针、分装袋输液器、干棉球、棉签、胶布、无菌透明敷料、无菌手套、碘伏、75% 的乙醇、止血带、备皮用品、约束用品、小枕头等。 2.护生准备:知晓静脉留置针在儿科护理中的优点;了解患儿年龄、病情、意识状态及其与家长对静脉穿刺和输液的认知程度、心理状态,观察穿刺部位的皮肤及血管状况;根据患儿的年龄,做好与患儿及家长的解释工作;衣帽整洁,洗净双手,戴口罩。 3.患儿准备:将患儿穿刺部位毛发剃尽,并用肥皂及清水洗净;为小婴儿更换尿布,协助幼儿排尿。 4.环境准备:环境安静、整洁,光线、温度、湿度适宜。
二、操作过程	1.在治疗室内核对、检查药液、输液器,按医嘱加入药物,并将输液器针头插入输液器瓶塞内,关闭调节器。 2.备齐用物至患儿床旁,核对患儿,再次查对药液,将输液瓶挂于输液架上,排尽空气。 3.使患儿仰卧或侧卧,头垫小枕,助手站于患儿足端,固定患儿头部及肢体;必要时采用全身约束法。 4.操作者立于患儿头端,仔细选择静脉,消毒皮肤后,先将输液器空气排至过滤器,检查并打开留置针,然后将输液器针头直接插入留置针肝素帽内,再次排尽空气,常规消毒皮肤后,左手拇指、食指分别固定静脉两端皮肤,操作者右手持留置针与皮肤呈 15° ~ 30° 刺入皮下血管内,见回血后压低(5° ~ 15°)再进 0.2 cm,并用左手退出针芯少许,右手将软管送入血管内;要边退针芯边送入软管,成功后用无菌透明敷料作封闭式固定、加贴小胶布固定延长管,并注明时间(图 6.2)。 5.检查橡皮管各部位衔接处有无漏液,按照病情需要调节输液速度。

续表

实训程序	操作方法
二、操作过程	6.安抚患儿,整理用物,记录输液时间、药物、输液量等。 7.输完液后留置针要及时封管;一般用5 ml注射器取生理盐水3~5 ml,注入肝素帽内,要边推边退,肝素帽用无菌纱布包裹并妥善固定。 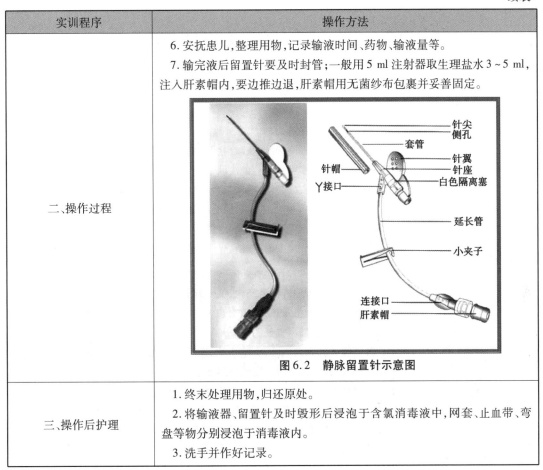 图6.2　静脉留置针示意图
三、操作后护理	1.终末处理用物,归还原处。 2.将输液器、留置针及时毁形后浸泡于含氯消毒液中,网套、止血带、弯盘等物分别浸泡于消毒液内。 3.洗手并作好记录。

【实训注意事项】

(1)严格执行查对制度及无菌技术操作原则。

(2)穿刺过程中,当取下针尖保护套时,应避免仅持针翼,操作时切勿使针尖弯曲。

(3)穿刺成功后,抽出针芯,切勿再次向导管内刺入钢针,否则容易损伤导管。

(4)保持敷贴部位的皮肤干燥,并严格消毒,敷贴皱折严重或汗湿时应予以更换,揭下敷贴时动作宜轻柔,确保留置针不被带出。

(5)每次输液前都应检查穿刺部位及静脉走向有无红、肿、热、痛及静脉硬化;观察患儿有无不适,发现异常立即拔除留置针。

(6)留置针常规留置5 d,有静脉炎时及时拔出;封管后再启用,需用碘伏消毒,必须抽回血,见回血后才能接上补液。

(7)未开封的留置针应该储存在相对湿度不超过8%、无腐蚀性气体和通风良好的室内。

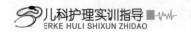

【考核标准】

小儿头皮静脉留置针穿刺术实训考核标准

专业_____ 班级_____ 姓名_____ 学号_____

项　目	评分要点	得　分
操作前准备 （6分）	1.用物准备：备齐用物。（1分） 2.护生准备：知晓静脉留置针在儿科护理中的优点；了解患儿的一般情况，观察穿刺部位的皮肤及血管状况；做好与患儿及家长的沟通工作；衣帽整洁，洗净双手、戴口罩。（2分） 3.患儿准备：将患儿穿刺部位毛发剃尽，并用肥皂及清水洗净；为小婴儿更换尿布，协助幼儿排尿。（2分） 4.环境准备：环境安静、整洁，光线、温度、湿度适宜。（1分）	
操作过程 （60分）	1.在治疗室内核对、检查药液、输液器，按医嘱加入药物，并将输液器针头插入输液器瓶塞内，关闭调节器。（6分） 2.备齐用物至患儿床旁，核对患儿，再次查对药液，将输液瓶挂于输液架上，排尽空气。（6分） 3.使患儿仰卧或侧卧，头垫小枕，助手站于患儿足端，固定患儿头部及肢体；必要时采用全身约束法。（6分） 4.操作者立于患儿头端，仔细选择静脉，消毒皮肤后，先将输液器空气排至过滤器，检查并打开留置针，然后将输液器针头直接插入留置针肝素帽内，再次排尽空气，常规消毒皮肤后，左手拇指、食指分别固定静脉两端皮肤，操作者右手持留置针与皮肤呈 15°～30°刺入皮下血管内，见回血后压低（5°～15°）再进 0.2 cm，并用左手退出针芯少许，右手将软管送入血管内；要边退针芯边送入软管，成功后用无菌透明敷料作封闭式固定、加贴小胶布固定延长管，并注明时间。（20分） 5.检查橡皮管各部位衔接处有无漏液，按照病情需要调节输液速度。（6分） 6.安抚患儿，整理用物，记录输液时间、药物、输液量等。（6分） 7.输完液后留置针要及时封管。一般用 5 ml 注射器取生理盐水 3～5 ml，注入肝素帽内，要边推边退，肝素帽用无菌纱布包裹并妥善固定。（10分）	
操作后护理 （10分）	1.终末处理用物，归还原处。（2分） 2.将输液器、留置针及时毁形后浸泡于含氯消毒液中，网套、止血带、弯盘等物分别浸泡于消毒液内。（6分） 3.洗手并作好记录。（2分）	

续表

项　目	评分要点	得　分
实训注意事项 （14 分）	1. 严格执行查对制度及无菌技术操作原则。（2 分） 2. 穿刺过程中，当取下针尖保护套时，应避免仅持针翼，操作时切勿使针尖弯曲。（2 分） 3. 穿刺成功后，抽出针芯，切勿再次向导管内刺入钢针，否则容易损伤导管。（2 分） 4. 保持敷贴部位的皮肤干燥，并严格消毒，敷贴皱折严重或汗湿时应予以更换，揭下敷贴时动作宜轻柔，确保留置针不被带出。（2 分） 5. 每次输液前都应检查穿刺部位及静脉走向有无红、肿、热、痛及静脉硬化；观察患儿有无不适，发现异常立即拔除留置针。（2 分） 6. 留置针常规留置 5 d，有静脉炎时及时拔出。封管后再启用，需用碘伏消毒，必须抽回血，见回血后才能接上补液。（2 分） 7. 未开封的留置针应该储存在相对湿度不超过 8%、无腐蚀性气体和通风良好的室内。（2 分）	
提问（1~2 个）（10 分）		
合　计	100 分	

考评教师：_____　　_____年_____月_____日

【实训报告】

实训报告

课程名称：__儿科护理__　　　　实训项目：__小儿头皮静脉留置针穿刺术__

实训地点：__儿科护理实训室__

专业_____　班级_____　姓名_____　学号_____

1. 小儿头皮静脉留置针穿刺术的优点是：_____

_____。

2. 小儿头皮静脉留置针穿刺时，患儿取_____体位，头垫小枕，助手站于患儿足端，固定患儿头部及肢体；必要时采用全身约束法。

3. 小儿头皮静脉留置针穿刺时，操作者立于患儿头端，仔细选择静脉，消毒皮肤后，先将输液器_____，检查并打开留置针，然后将输液器针头直接插入_____，再次_____，常规消毒皮肤后，左手拇指、食指分别固定静脉两端皮肤，操作者右手持留置针与皮肤呈_____角刺入皮下血管内，见回血后压低（5°~15°）再进

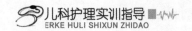

_____,并用左手退出针芯少许,右手将软管送入血管内;要边退针芯边置入软管,成功后用无菌透明敷料作封闭式固定、加贴小胶布固定延长管,并注明时间。

4.输完液后留置针要及时封管。一般用 5 ml 注射器取生理盐水_____,注入肝素帽内,要边推边退,肝素帽用无菌纱布包裹并妥善固定。

5.穿刺成功后,抽出针芯,切勿_____,否则容易损伤导管。

6.留置针常规留置_____,有静脉炎时及时拔出。封管后再启用,需用碘伏消毒,必须抽回血,见回血后才能接上补液。

7.未开封的留置针应该储存在相对湿度不超过_____、无腐蚀性气体和通风良好的室内。

___

带教教师:_____　　　　学生:_____

_____年_____月_____日

三、股静脉穿刺术

【实训目标】

(1)能找准股静脉的位置。

(2)会股静脉穿刺术。

(3)培养学生热爱医学事业,同情、关爱儿童的情感;具有能与家长和小儿进行有效沟通的能力;学会换位思考。

【实训地点】

儿科护理实训室。

【实训学时】

0.5 学时。

【实训准备】

1.用物准备

10 ml 无菌注射器及针头、治疗盘内盛皮肤、黏膜消毒剂;无菌棉棒、砂轮、胶布、干棉球、碘酒、乙醇棉球罐、所需试管等。

2.护生准备

熟悉股静脉穿刺术适宜于婴幼儿或周围循环不良患儿静脉取血化验的知识,股静脉穿刺插入导管行右心检查;了解患儿年龄、病情、意识状态及其与家长对股静脉穿刺术的认知程度、心理状态,观察穿刺部位的皮肤及血管状况;根据患儿的年龄,做好与患儿及家长的解释工作;操作前按七步洗手法洗手、戴口罩。

3. 患儿准备

将患儿穿刺部位毛发剃尽,并用肥皂及清水洗净;为小婴儿更换尿布,协助幼儿排尿。

4. 环境准备

安静、整洁,光线、温度、湿度适宜。

【实训步骤】

1. 分组示教

每8~10人一组,教师在模型婴儿上示范操作并讲解。

2. 学生练习

每位学生独立操作练习,教师巡视指导。

3. 小结评价

教师随机抽取一位学生进行操作展示,其余学生观看;操作完后,先由学生指出存在的不足,然后由教师进行评价矫正;最后,由教师归纳、小结。

4. 作业布置

(1)根据实训结果完成实训报告。

(2)完成思考题。

【实训内容】

实训程序	操作方法
一、操作前准备	1. 用物准备:备齐用物。 2. 护生准备:熟悉股静脉穿刺术适应症;了解患儿的一般情况,观察穿刺部位的皮肤及血管状况;做好与患儿及家长的沟通工作;着装整洁,洗手、戴口罩。 3. 患儿准备:将患儿穿刺部位毛发剃尽,并用肥皂及清水洗净;为小婴儿更换尿布,协助幼儿排尿。 4. 环境准备:环境安静、整洁,光线、温度、湿度适宜。
二、操作过程	1. 将患儿臀部及会阴部洗净,更换洁净尿布;用尿布覆盖会阴,以免患儿排尿污染穿刺部位。 2. 使患儿仰卧于检查台的一端,患儿两腿分开呈蛙腿卧位,将穿刺侧腹股沟处垫高,大腿稍向外旋,与身体长轴约成45°;助手站于患儿头端,面对操作者,用两肘及前臂从两侧约束患儿躯干,两手分别固定患儿两大腿。 3. 操作者按常规消毒穿刺部位皮肤及左手食指;在腹股沟中1/3与内1/3交界处,用左手食指触摸股动脉搏动点,右手持注射器,自股动脉搏动点内侧0.3~0.5 cm处垂直刺入,然后逐渐向上提针,并同时抽吸,见有回血时立即停止提针,固定并抽足血量;也可用斜刺法,在腹股沟下1~3 cm处,沿腿轴平行方向,与皮肤呈45°刺入,向股动脉搏动点内侧进针,然后边抽吸边退针,见有回血时即停止退针而固定之,抽足血量;如无回血,可缓慢回撤,边抽边退,或稍变方向及深度,继续探试(图6.3)。 4. 取血后用消毒棉球紧压穿刺处,拔出针头、将大腿屈曲,压迫3~5 min,然后用胶布固定;注意观察局部有无出血。

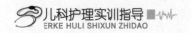

续表

实训程序	操作方法
二、操作过程	 图 6.3　股静脉穿刺法
三、操作后护理	1.终末处理用物,归还原处。 2.将注射器及针头后浸泡于含氯消毒液中当医用垃圾处理,弯盘等物分别浸泡于消毒液内。 3.洗手并作好记录,标本及时送检。

【实训注意事项】

（1）穿刺局部必须严格消毒,选择无感染的部位作穿刺。

（2）避免同一部位反复多次穿刺,以免形成血肿。

（3）若需向静脉内输注液体时,穿刺角度为 30°～45°斜刺;刺入静脉后应将针头固定好。

（4）如抽出鲜红色血液,即表示穿入股动脉,应拨出针头,紧压穿刺处数分钟,至无出血为止;如为婴幼患儿,助手固定肢体时勿用力过猛,以防损伤组织。

【考核标准】

小儿股静脉穿刺术实训考核标准

专业＿＿＿＿＿＿　　班级＿＿＿＿＿＿　　姓名＿＿＿＿＿＿　　学号＿＿＿＿＿＿

项　目	评分要点	得　分
操作前准备 （6分）	1.用物准备:备齐用物。(1分) 2.护生准备:熟悉股静脉穿刺术适应症;了解患儿的一般情况,观察穿刺部位的皮肤及血管状况;做好与患儿及家长的沟通工作;着装整洁,洗手、戴口罩。(2分) 3.患儿准备:将患儿穿刺部位毛发剃尽,并用肥皂及清水洗净;为小婴儿更换尿布,协助幼儿排尿。(2分) 4.环境准备:环境安静、整洁,光线、温度、湿度适宜。(1分)	

续表

项　目	评分要点	得　分
操作过程 (60分)	1.将患儿臀部及会阴部洗净,更换洁净尿布;用尿布覆盖会阴,以免病儿排尿污染穿刺部位。(10分) 2.使患儿仰卧于检查台的一端,患儿两腿分开呈蛙腿卧位,将穿刺侧腹股沟处垫高,大腿稍向外旋,与身体长轴约成45°;助手站于患儿头端,面对操作者,用两肘及前臂从两侧约束患儿躯干,两手分别固定两大腿。(10分) 3.操作者按常规消毒穿刺部位皮肤及左手食指;在腹股沟中1/3与内1/3交界处,用左手食指触摸股动脉搏动点,右手持注射器,自股动脉搏动点内侧0.3~0.5 cm处垂直刺入,然后逐渐向上提针,并同时抽吸,见有回血时立即停止提针,固定并抽足血量;也可用斜刺法,在腹股沟下1~3 cm处,沿腿轴平行方向,与皮肤呈45°刺入,向股动脉搏动点内侧进针,然后边抽吸边退针,见有回血时即停止退针而固定之,抽足血量;如无回血,可缓慢回撤,边抽边退,或稍变方向及深度,继续探试。(30分) 4.取血后用消毒棉球紧压穿刺处,拔出针头、将大腿屈曲,压迫3~5 min,然后用胶布固定;注意观察局部有无出血。(10分)	
操作后护理 (10分)	1.终末处理用物,归还原处。(3分) 2.将注射器及针头后浸泡于含氯消毒液中当医用垃圾处理,弯盘等物分别浸泡于消毒液内。(4分) 3.洗手并作好记录,标本应及时送检。(3分)	
实训注意事项 (14分)	1.穿刺局部必须严格消毒,选择无感染的部位作穿刺。(3分) 2.避免同一部位反复多次穿刺,以免形成血肿。(3分) 3.若需向静脉内输注液体时,穿刺角度为30°~45°斜刺;刺入静脉后应将针头固定好。(4分) 4.如抽出鲜红色血液,即表示穿入股动脉,应拨出针头,紧压穿刺处数分钟,至无出血为止;如为婴幼患儿,助手固定肢体时勿用力过猛,以防损伤组织。(4分)	
提问(1~2个)(10分)		
合　计	100 分	

考评教师:_____　　　_____年_____月_____日

【实训报告】

实训报告

课程名称:　<u>儿科护理</u>　　　实训项目:　<u>小儿股静脉穿刺术</u>

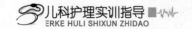

实训地点：<u>　儿科护理实训室　</u>

专业<u>　　　　　</u>　　班级<u>　　　　　</u>　　姓名<u>　　　　　</u>　　学号<u>　　　　　</u>

1. 股静脉穿刺术的适应症是：<u>　　　　　　　　　　　　　　　　　　</u>
<u>　　　　　　　　　　　　　　　　　　　　　　　　　　　　　　　　</u>。

2. 操作时使患儿<u>　　　　　</u>于检查台的一端,患儿两腿分开呈<u>　　　　　</u>卧位,将穿刺侧腹股沟处垫高,大腿稍向外旋,与身体长轴约成45°;助手站于患儿头端,面对操作者,用两肘及前臂从两侧约束患儿躯干,两手分别固定患儿两大腿。

3. 操作者常规消毒穿刺部,在腹股沟<u>　　　　　　　　　　</u>交界处,用左手食指触摸股动脉搏动点,右手持注射器,自股动脉搏动点内侧约<u>　　　　　</u>处垂直刺入,然后逐渐向上提针,并同时抽吸,见有回血时立即停止提针,固定并抽足血量;也可用斜刺法,在腹股沟下<u>　　　　　</u>处,沿腿轴平行方向,与皮肤呈<u>　　　　　</u>角刺入,向股动脉搏动点内侧进针,然后边抽吸边退针,见有回血时即停止退针而固定之,抽足血量。

4. 取血后用消毒棉球紧压穿刺处,拔出针头、将大腿屈曲,压迫<u>　　　　</u>min,然后用胶布固定;注意观察局部有无出血。

5. 穿刺局部必须<u>　　　　　　　　　　</u>,选择无感染的部位作穿刺。

6. 避免同一部位<u>　　　　　　　　　　　　　　　　</u>穿刺,以免形成<u>　　　　</u>
<u>　　　　　　</u>。

7. 如抽出鲜红色血液,即表示穿入股动脉,应拔出针头,紧压穿刺处<u>　　　　</u>min,至无出血为止;如为婴幼患儿,助手固定肢体时勿用力过猛,以防损伤组织。

带教教师：<u>　　　　　　　　</u>　　　　学生：<u>　　　　　　　　</u>

<u>　　　　</u>年<u>　　　　</u>月<u>　　　　</u>日

【课后练习】

一、思考题

1. 分别列出小儿头皮静脉穿输液、小儿头皮静脉留置针穿刺术及小儿股静脉穿刺术的适应症。

2. 列出小儿头皮静脉穿输液操作流程。

3. 怎样鉴别小儿头皮静脉与头皮动脉?

二、选择题

A1 型题

1. 静脉输液时输液管内空气未排尽,最可能出现的危险是(　　　)。

    A. 脑空气栓塞引起昏迷

    B. 冠状动脉血管空气栓塞引起心肌坏死

C.肺动脉空气栓塞引起严重缺氧或死亡

　　D.左心房空气栓塞引起心律不齐

　　E.右心房空气栓塞引起心室早搏

2.静脉输液发生空气栓塞时应立即让病人采取的卧位是(　　　)。

    A.直立位　　　　　　　　　B.垂头仰卧位　　　　　　　C.左侧卧位及头低足高位

    D.右侧卧位　　　　　　　　E.半坐卧位

3.行静脉留置针置入术时,其进针角度以(　　　)为宜。

    A.5°～10°　　　　　　　　B.15°～30°　　　　　　　C.35°～45°

    D.45°～50°　　　　　　　　E.50°～55°

4.静脉留置针一般留置(　　　)时间为宜。

    A.3～5 d　　　　　　　　　B.8～10 d　　　　　　　　C.11～13 d

    D.14～15 d　　　　　　　　E.16～20 d

5.200 ml液体要求1 h内匀速输完,滴速应该是(　　　)。

    A.30 滴/min　　　　　　　　B.40 滴/min　　　　　　　C.50 滴/min

    D.55 滴/min　　　　　　　　E.60 滴/min

6.患儿输液时发现液体滴注不畅,究其原因为静脉痉挛导致,护士应采取的措施是(　　　)。

    A.减小滴液速度　　　　　　B.加压输液　　　　　　　　C.局部热敷

    D.适当更换肢体位置　　　　E.降低输液瓶位置

7.毛细血管采血法常用于(　　　)。

    A.血常规检查　　　　　　　B.血培养　　　　　　　　　C.血电解质检查

    D.肝肾功能检查　　　　　　E.血气分析

8.某患儿于输血过程出现畏寒、寒战、体温40 ℃,伴头痛、恶心、呕吐,首先考虑是(　　　)。

    A.发热反应　　　　　　　　B.过敏反应　　　　　　　　C.溶血反应

    D.急性肺水肿　　　　　　　E.枸橼酸钠中毒反应

9.急性左心功能不全病人应采取的正确体位是(　　　)。

    A.平卧位　　　　　　　　　B.半卧位　　　　　　　　　C.坐位

    D.坐位,双下肢下垂　　　　E.中凹位

10.静脉补钾的浓度一般不超过(　　　)。

    A.0.2%　　　　　　　　　　B.0.3%　　　　　　　　　C.0.4%

    D.0.5%　　　　　　　　　　E.0.6%

11.下列输液所致的发热反应的处理措施,错误的是(　　　)。

    A.出现反应,立即停止输液　　　　　　B.通知医生及时处理

    C.寒战者给予保温处理　　　　　　　　D.高热者给予物理降温

    E.及时应用抗过敏药物

12.配制过敏试验液的溶媒是(　　　)。

    A.0.9%氯化钠液　　　　　　B.注射用水　　　　　　　　C.5%葡萄糖液

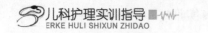

D.10%氯化钠液　　　　　　　E.10%葡萄糖液

13. 皮肤过敏试验阳性,常用脱敏注射的药物是(　　)。

    A. 青霉素　　　　　　　　B. 细胞色素 C　　　　　　C. 链霉素

    D. TAT　　　　　　　　　E. 头孢菌素

14. 静脉输液的目的不包括(　　)。

    A. 补充营养,维持热量　　　　　　　　B. 输入药物治疗疾病

    C. 纠正水电解质紊乱,维持酸碱平衡　　D. 增加血红蛋白,纠正贫血

    E. 补充液体,纠正脱水

15. 空气栓塞致死的原因是气体阻塞(　　)。

    A. 肺静脉入口　　　　　　B. 下腔静脉入口　　　　　C. 肺动脉入口

    D. 主动脉入口　　　　　　E. 上腔静脉入口

16. 小儿头皮静脉输液如误注入动脉,局部表现为(　　)。

    A. 局部无变化　　　　　　　　　　B. 沿静脉走向呈条索状红线

    C. 苍白、水肿　　　　　　　　　　D. 呈树枝状分布苍白

    E. 呈树枝状分布充血

17. 与输液发热反应原因无关的是(　　)。

    A. 输入药物不纯　　　　　B. 药物含致敏物质　　　　C. 药液灭菌不彻底

    D. 药物刺激性强　　　　　E. 输液中带入热原

18. 一患儿输液过程中出现咳嗽并咳出粉红色泡沫样痰,呼吸急促,大汗淋漓。此患儿
可能出现了下列(　　)种情况。

    A. 发热反应　　　　　　　B. 过敏反应　　　　　　　C. 心脏负荷过重的反应

    D. 空气栓塞　　　　　　　E. 细菌污染反应

19. 患儿输液过程中出现急性肺水肿,护士首先采取的措施是(　　)。

    A. 立即通知医生　　　　　B. 给患儿吸氧　　　　　　C. 安慰患儿

    D. 立即停止输液　　　　　E. 协助患儿取端坐卧位,两腿下垂

20. 一患儿静脉点滴青霉素 30 min 后,突然寒战,继之高热,体温 40 ℃,并伴有头痛、恶
心、呕吐。判断此患儿可能出现了(　　)种情况。

    A. 发热反应　　　　　　　B. 过敏反应　　　　　　　C. 心脏负荷过重的反应

    D. 空气栓塞　　　　　　　E. 细菌污染反应

21. 治疗重度脱水患儿静脉输液第一阶段宜用(　　)。

    A.2:1等张含钠液　　　　B.3:2:1溶液　　　　　　C.5%碳酸氢钠

    D.1.87%乳酸钠　　　　　E.1.4%碳酸氢钠

22. 下列哪种液体是等张的? (　　)

    A.4:3:2液　　　　　　　B.2:3:1液　　　　　　　C.5%碳酸氢钠液

    D.11.2%乳酸钠液　　　　E.1.4%碳酸氢钠液

23. 下列哪种溶液是1/2张? (　　)

    A.2:3:1液　　　　　　　B.0.9%氯化钠液　　　　　C.1.87%乳酸钠液

    D.1.4%碳酸氢钠液　　　　E.2:1等张含钠液

24. 口服补液适合于(　　　)。
   A. 新生儿肠炎　　　　　B. 腹泻重度脱水　　　　　C. 心肾功能不全者
   D. 腹泻时脱水的预防　　E. 腹胀明显的腹泻患儿

A2 型题

25. 患儿8个月,入院前1 d突然发热、咳嗽,随后呕吐3次,大便稀、黄色水样,10余次,
   黏液少,无腥臭。体检:体温39 ℃,精神萎靡,前囟及眼窝凹陷,哭泪少,咽稍充血,
   心肺(-),腹软,皮肤弹性略差,大便检查(-)。考虑引起腹泻的病原体最可能
   是(　　　)。
   A. 轮状病毒　　　　　　B. 副大肠杆菌　　　　　C. 白色念珠菌
   D. 金黄色葡萄球菌　　　E. 致病性大肠杆菌

26. 5个月婴儿,体重7 kg,有湿疹,生后不久即开始腹泻,5~7次/d,进乳良好,精神良
   好,大便检查未见异常,应考虑为(　　　)。
   A. 真菌性肠炎　　　　　B. 迁延性腹泻　　　　　C. 生理性腹泻
   D. 病毒性肠炎　　　　　E. 婴儿腹泻(轻型)

27. 10个月女孩,5 d前开始吐泻,大便呈蛋花汤样,腥臭,有黏液,无脓血,精神萎靡,皮
   肤弹性差,眼窝凹陷,唇樱红,呼吸深快有丙酮味,尿量极少,四肢凉,需静脉补液。
   此患儿应选用的处理方法是(　　　)。
   A. 扩容用等张含钠液
   B. 补充累积损失按20 ml/kg
   C. 补充氯化钾按0.3%浓度40 ml/(kg·d)
   D. 第一天总量为120~150 ml/kg
   E. 开始的30~60 min用2:1等张含钠液60 ml

28. 1岁小儿,腹泻7 d,经输液后已排尿,呼吸平稳,脉搏有力,血钠136 mmol/L,二氧化
   碳结合力18.6 mmol/L,血钾3.6mmol/L,第二阶段应用继续补液的液体是(　　　)。
   A. 4:3:2液　　　　　　B. 生理盐水　　　　　C. 生理维持液
   D. 6:2:1含钠液　　　　E. 2:1等张含钠液

29. 4个月患儿,腹泻伴重度脱水,经补液后脱水征消失,但突然出现呼吸变浅,反应差,
   腹胀。体检:体温36.8 ℃,呼吸30次/min,神萎,面色苍白,前囟平,心音较低,腹
   胀,肠鸣音减弱,皮肤弹性可,膝跳反射消失。最可能的并发症是(　　　)。
   A. 败血症　　　　　　　B. 低钾血症　　　　　C. 重症肌无力
   D. 中毒性心肌炎　　　　E. 中毒性肠麻痹

30. 女婴,出生10 d,因感染用抗生素治疗,今日发现口腔内有乳凝块样附着物,诊断为
   鹅口疮,清洁口腔应选用(　　　)。
   A. 2%碳酸氢钠溶液　　B. 温开水　　　　　　C. 3%过氧化氢溶液
   D. 0.1%依沙吖啶溶液　　E. 生理盐水

31. 2岁小儿,体重10 kg,前囟稍凹陷,口腔黏膜稍干燥,尿量略减少,末梢循环和皮肤弹
   性尚可。估计其脱水程度(　　　)。

A. 无脱水   B. 轻度脱水   C. 中度脱水

D. 重度脱水   E. 重度脱水伴休克

A3 型题

(32—34 题共用题干)

患儿,8 月龄,男婴,因呕吐、腹泻 3 d,尿少 1 d,无尿 12 h 入院。体检:体温 38.0 ℃,嗜睡与烦躁交替,前囟凹陷,口唇和皮肤干燥、弹性差,四肢凉、有花纹,脉细弱,心率 160 次/min,肠鸣音减弱。

32. 初步诊断为(　　)。

     A. 婴儿腹泻、中度低渗性脱水

     B. 婴儿腹泻、重度脱水、代谢性酸中毒

     C. 婴儿腹泻、重度高渗性脱水、代谢性酸中毒

     D. 婴儿腹泻、重度脱水、低钾血症、代谢性酸中毒

     E. 婴儿腹泻、感染性休克、低钾血症、代谢性酸中毒

33. 第一阶段补液应首选(　　)。

     A. 5% 碳酸氢钠   B. 1/3 张含钠液   C. 1/2 张含钠液

     D. 2/3 张含钠液   E. 2:1 等张含钠液

34. 补上述液体的量为(　　)。

     A. 10 ml/kg   B. 20 ml/kg   C. 30 ml/kg

     D. 40 ml/kg   E. 50 ml/kg

(35—37 题共用题干)

10 月龄,男婴,因腹泻 3 d 入院,病后每天排水样便 10 余次,量较多,2 d 来尿少,近 12 h 无尿。体检:前囟凹陷,哭无泪,皮肤弹性差,心音稍低,腹胀,肠鸣音减弱,膝跳反射消失,肢端凉。

35. 该患儿腹泻的临床分型为(　　)。

     A. 轻型腹泻   B. 轻症腹泻   C. 中型腹泻

     D. 重型腹泻   E. 重症腹泻

36. 在补钾时下列哪项不正确?(　　)

     A. 补钾一般持续 4~6 d   B. 输液后有尿即可开始补钾

     C. 补充氯化钾总量为 0.6 g/(kg·d)   D. 静脉输液中氯化钾浓度不得超过 0.3%

     E. 第一天静脉输液时间不可少于 6~8 h

37. 小儿在输液时,200 ml 溶液中加 10% 氯化钾的量不超过(　　)。

     A. 6 ml   B. 9 ml   C. 12 ml

     D. 15 ml   E. 18 ml

(38—39 题共用题干)

某新生儿出生后 6 h,进行预防接种。

38. 接种卡介苗的正确方法是(　　)。

     A. 前臂掌侧下段 ID   B. 三角肌下缘 ID   C. 三角肌下缘 H

D. 上臂三角肌 H　　　　　　E. 臀大肌 IM

39. 接种乙肝疫苗的正确方法是(　　　)。

A. 前臂掌侧下段 ID　　　　B. 三角肌下缘 ID　　　　C. 三角肌下缘 H

D. 上臂三角肌 H　　　　　　E. 臀大肌 IM

B1 型题

(40—42 题共用备选答案)

A. 失水占体重的 1% 以下　　B. 失水占体重的 2% 以下　C. 失水占体重的 5% 以下

D. 失水占体重的 5% ~10%　E. 失水占体重的 10% 以上

40. 轻度脱水的症状是(　　　)。

41. 中度脱水的症状是(　　　)。

42. 重度脱水的症状是(　　　)。

(43—45 题共用备选答案)

A. 高张含钠溶液　　　　　　B. 等张含钠溶液　　　　　C.1/3 张含钠溶液

D.1/2 张含钠溶液　　　　　E.2/3 张含钠溶液

43. 等渗性脱水补液应采用(　　　)。

44. 低渗性脱水补液应采用(　　　)。

45. 高渗性脱水补液应采用(　　　)。

(46—49 题共用备选答案)

A. 生理盐水 1 份,5% 葡萄糖液 2 份

B. 生理盐水 2 份,1.4% 碳酸氢钠液 1 份

C. 生理盐水 2 份,5% 葡萄糖 3 份,1.4% 碳酸氢钠液 1 份

D. 生理盐水 4 份,5% 葡萄糖 3 份,1.4% 碳酸氢钠液 2 份

E. 生理盐水 2 份,5% 葡萄糖 6 份,1.4% 碳酸氢钠液 2 份

46.2:1等张含钠溶液是(　　　)。

47.1/2 张液是(　　　)。

48.2/3 张液是(　　　)。

49.4:3:2溶液是(　　　)。

实训七　维生素 D 缺乏性佝偻病患儿护理实训

【实训目标】

(1)通过临床见习或病案讨论,掌握维生素 D 缺乏性佝偻病的病因、临床表现。

(2)对患儿进行护理评估,提出主要护理诊断和护理措施,针对患儿情况进行有效的健康指导。

(3)在实践中学习和养成认真负责、关心爱护患儿的态度。培养和提高学生分析问题、解决问题的能力,以适应临床护理工作的需要。

【实训地点】

儿科护理实训室、医院儿科病区。

【实训学时】

2 学时。

【实训准备】

1.在医院儿科病区见习

(1)用物准备:体温计、血压计、听诊器、叩诊锤、软尺等体检用物,以及记录用的纸与笔。

(2)护生准备:按护士要求穿戴整齐,态度和蔼,言语温和;操作认真、准确、富有爱心。

(3)患儿准备:联系医院,请其提供住院的维生素 D 缺乏性佝偻病患儿数名,向患儿及家长说明进行护理实践的目的,取得其配合。

2.在学校儿科实训室实训

(1)用物准备:准备好维生素 D 缺乏性佝偻病患儿护理的光盘或录像带,调试好多媒体播放设备。

(2)病例准备:选择 1~2 份维生素 D 缺乏性佝偻病患儿典型病例及护理计划单。

【实训步骤】

1. 在医院儿科病区见习

（1）带教老师集中讲解维生素 D 缺乏性佝偻病患儿的护理评估和护理措施,演示相关的护理操作步骤。

（2）学生每 8~10 人分为 1 个小组,每个小组对 1 名患儿进行护理评估练习,组长负责安排每位同学的任务分工,作好记录;带教老师随时指导和纠正,以保证见习合理、有序地进行。

（3）各小组讨论患儿的护理要点,鼓励学生提问、拟出护理诊断,制订相应护理措施;各组汇报见习结果,最后由带教老师小结并及时进行见习评价;评价方法可采取学生之间互评、小组互评,最后由老师根据各组的见习完成情况进行总评与矫正。

2. 在学校儿科实训室实训

（1）多媒体演示:组织观看录像《维生素 D 缺乏性佝偻病患儿的护理》。

（2）展示病例。

（3）分组讨论:每 8~10 名学生分为 1 组进行讨论,组长安排专人记录;各组选 1 名学生代表发言汇报小组讨论情况,由老师最后进行总结。

（4）作业布置

①根据实训结果完成实训报告。

②完成思考题。

【实训内容】

实训程序	操作方法
一、操作前准备	1. 医院儿科病房见习准备。 联系社区卫生服务中心或附属医院儿科门诊、病房,作好见习准备。 （1）用物准备:体温计、血压计、听诊器、叩诊锤、皮尺等体检用物,以及记录用的纸与笔。 （2）护生准备:按护士要求穿戴整齐,态度和蔼,言语温和;操作认真、富有爱心。 （3）患儿准备:联系医院,请其提供住院的维生素 D 缺乏性佝偻病患儿数名,向患儿及家长说明进行护理实践的目的,取得其配合。 2. 学校儿科实训室准备。 （1）用物准备:准备好光盘或录像带,调试好多媒体播放设备。 （2）病例准备:选择 1~2 份维生素 D 缺乏性佝偻病患儿典型病例及护理计划单。
二、操作过程	带教老师集中讲解维生素 D 缺乏性佝偻病患儿的护理评估和护理措施,演示相关的护理操作步骤;按每 8~10 人分为 1 组,每个小组对 1 名患儿进行护理评估练习,作好记录。 1. 询问患儿近期身体状况。 （1）是否存在佝偻病症状,如烦躁不安、睡眠不安、多汗等。 （2）发现造成维生素 D 缺乏的原因(常见原因为日光照射不足)。

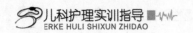

续表

实训程序	操作方法
二、操作过程	2.进行护理体检:发现佝偻病特征:骨骼畸形。 3.查看辅助检查结果。 (1)X线检查:病程四期各不相同,激期典型X线显示长骨钙化带消失,干骺端呈毛刷样、杯口状改变;骨骺软骨盘增宽;骨质稀疏。 (2)血生化检查:以初期、激期改变较明显。 4.列出护理问题。 5.制订并实施护理措施。 (1)一般护理(包括居室要求、饮食、休息护理等)。 (2)特殊护理:补充维生素D为护理措施中最重要的技能,多采用两种方法补充维生素D,一是口服法,二是肌注法。 (3)健康指导:鼓励患儿多进行户外活动,选择富含维生素D、钙、磷和蛋白质食物;宣传母乳喂养,新生儿出生2周后每日给予维生素D 400～800 IU,处于生长发育高峰的婴幼儿更要加强户外活动,给予预防量维生素D和钙剂,并及时添加辅食。
三、操作后护理	1.向被评估患儿及家长表示感谢。 2.协助家长帮患儿穿好衣物。 3.整理床单,收拾、整理实训用物。

【实训注意事项】

(1)采集患儿健康史前要明确交谈的目的,交谈时提出的问题要具体,多用开放式问题,正确引导,避免暗示;与家长交谈时要多注意患儿的客观表现,交谈用语要通俗易懂,尽量不用医学、护理专业术语。

(2)对患儿态度要和蔼可亲,爱护患儿;体检动作要轻柔,注意保暖,并照顾年长患儿的害羞心理。

(3)居室应阳光充足;定期户外活动;多摄入富含维生素D的食物;强调多卧床休息,避免过早、过久坐、站、走,以防发生骨骼畸形;户外活动应直接接受阳光照射,以早晨9—11点、下午4—6点为宜,活动时间由短到长,从数分钟到1 h以上;睡觉应采用硬板床。

(4)维生素D中毒表现为:厌食、恶心、倦怠、烦躁不安、低热、呕吐、腹泻等。

【考核标准】

维生素 D 缺乏性佝偻病患儿的护理实训考核标准

专业_____ 班级_____ 姓名_____ 学号_____

项 目	评分要点	得 分
操作前准备 （20分）	1.医院儿科病房见习准备。（10分） （1）用物准备：体温计、血压计、听诊器、叩诊锤、皮尺等体检用物，以及记录用的纸与笔。 （2）护生准备：按护士要求穿戴整齐，态度和蔼，言语温和；操作认真、富有爱心。 （3）患儿准备：联系医院请其提供住院的维生素 D 缺乏性佝偻病患儿数名，向患儿及家长说明进行护理实践的目的，取得其配合。 2.学校儿科实训室用物准备。（10分） （1）用物准备：准备好光盘或录像带，调试好多媒体播放设备。 （2）病例准备：选择 1～2 份维生素 D 缺乏性佝偻病患儿典型病例及护理计划单。	
操作过程 （40分）	1.询问患儿近期身体状况。（10分） （1）是否存在佝偻病症状，如烦躁不安、睡眠不安、多汗等。 （2）发现造成维生素 D 缺乏的原因（常见原因为日光照射不足）。 2.进行护理体检：发现佝偻病特征：骨骼畸形。（5分） 3.查看辅助检查结果。（10分） （1）X 线检查：病程四期各不相同；激期典型 X 线显示长骨钙化带消失，干骺端呈毛刷样、杯口状改变；骨骺软骨盘增宽；骨质稀疏。 （2）血生化检查：以初期、激期改变较明显。 4.列出护理问题。（5分） 5.制订并实施护理措施。（10分） （1）一般护理（包括居室要求、饮食、休息护理等）。 （2）特殊护理：补充维生素 D 为护理措施中最重要的技能，多采用两种方法补充维生素 D，一是口服法，二是肌注法。 （3）健康指导：鼓励患儿多进行户外活动，选择富含维生素 D、钙、磷和蛋白质的食物；宣传母乳喂养，新生儿出生 2 周后每日给予维生素 D 400～800 IU，处于生长发育高峰的婴幼儿更要加强户外活动，给予预防量维生素 D 和钙剂，并及时添加辅食。	
操作后护理 （10分）	1.向被评估儿及家长表示感谢。（2分） 2.协助家长帮患儿穿好衣物。（3分） 3.整理床单，收拾、整理实训用物。（5分）	

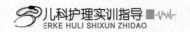
续表

项 目	评分要点	得 分
实训注意事项 （20分）	1. 采集患儿健康史前要明确交谈的目的,交谈时提出的问题要具体,多用开放式问题,正确引导,避免暗示;与家长交谈时要多注意患儿的客观表现,交谈用语要通俗易懂,尽量不用医学、护理专业术语。（4分） 　2. 对患儿态度要和蔼可亲,爱护患儿;体检动作要轻柔,注意保暖,并照顾年长患儿的害羞心理。（2分） 　3. 居室应阳光充足;定期户外活动;多摄入富含维生素D的食物;强调多卧床休息,避免过早、过久坐、站、走,以防发生骨骼畸形;户外活动应直接接受阳光照射,以早晨9—11点、下午4—6点为宜,活动时间由短到长,从数分钟到1 h以上;睡觉应采用硬板床。（2分） 　4. 维生素D中毒表现为:厌食、恶心、倦怠、烦躁不安、低热、呕吐、腹泻等。（2分） 　5. 病例讨论或见习讨论时要人人参与,踊跃发言。（5分） 　6. 实践结束,认真总结,写出见习报告与体会或写出病例护理计划。（5分）	
提问(1~2个)(10分)		
合 计	100分	

考评教师：_____　_____年_____月_____日

【实训报告】

实训报告

课程名称：__儿科护理__　　　实训项目：__维生素D缺乏性佝偻病患儿的护理__

实训地点：__儿科病房及儿科护理实训室__

专业_____　班级_____　姓名_____　学号_____

1. 询问患儿近期身体状况。

(1)是否存在佝偻病症状,如烦躁不安、_____、多汗等。

(2)发现造成维生素D缺乏的原因(常见原因为_____不足)。

2. 进行护理体检:发现佝偻病主要特征为_____。

3. 查看辅助检查结果。

(1)X线检查:病程四期各不相同,激期典型X线显示长骨钙化带_____,干骺端呈毛刷样、杯口状改变;骨骺软骨盘_____;骨质稀疏。

(2)血生化检查:以_____改变较明显。

4. 列出护理问题。

5. 制订并实施护理措施。

(1)一般护理:包括居室要求、_____、休息护理等。

(2)特殊护理:补充维生素 D,为护理措施中最重要的技能,多采用两种方法补充维生素 D,一是_____法,二是_____法。

(3)健康指导:鼓励患儿多进行_____,选择富含维生素 D、钙、磷和蛋白质的食物;宣传母乳喂养,新生儿出生_____后每日给予维生素 D _____ IU,处于生长发育高峰的婴幼儿更要加强_____,给予预防量维生素 D 和_____,并及时添加辅食。

带教教师:_____   学生:_____

_____年_____月_____日

【课后练习】

一、思考题

1. 简述维生素 D 缺乏性佝偻病的病因、临床表现。

2. 简述维生素 D 缺乏性佝偻病的护理诊断及护理措施。

二、选择题

A1 型题

1. 下列对维生素 D 缺乏性佝偻病患儿的护理措施正确的是( )。

　　A. 接受日光照射　　　　　　　　B. 按医嘱补充维生素 D 制剂

　　C. 给予富含维生素 D 和钙的饮食　　D. 避免患儿久坐、久立、久行

　　E. 以上都正确

2. 佝偻病患儿早期的临床表现主要是( )。

　　A. 睡眠不安,多汗,枕秃　　B. 颅骨软化　　　　　　C. 方颅

　　D. 前囟晚闭　　　　　　　E. 出牙延迟

3. 婴儿服用维生素 D 预防佝偻病每日剂量为( )。

　　A. 100 IU　　　　　　　　B. 400 IU　　　　　　　C. 1 000 IU

　　D. 5 000 IU　　　　　　　E. 10 000 IU

4. 为预防佝偻病,婴幼儿一般应服维生素 D 预防量至( )。

　　A. 6 个月　　　　　　　　B. 1.5 岁　　　　　　　C. 2 岁

　　D. 3 岁　　　　　　　　　E. 4 岁

5. 用维生素 D 预防小儿佝偻病,通常开始于出生后( )。

　　A. 1 ~ 2 周　　　　　　　B. 2 ~ 3 周　　　　　　C. 4 ~ 5 周

　　D. 6 ~ 7 周　　　　　　　E. 8 ~ 9 周

6. 佝偻病后遗症期主要表现为（　　）。

    A. 血磷下降,血钙正常　　　　　　　　B. 睡眠不安及多汗

    C. X 线长骨骺端呈毛刷状改变　　　　　D. 骨骼畸形

    E. 肌肉韧带松弛

A2 型题

7. 重症维生素 D 缺乏性佝偻病伴消化功能紊乱的患儿,给予维生素 D 突击疗法,于末次注射(　　)个月后改预防量口服。

    A. 1　　　　　　　　　　B. 2　　　　　　　　　　C. 3

    D. 4　　　　　　　　　　E. 5

8. 10 个月患儿,平时少晒太阳。近 2 个月来烦躁、易哭、多汗;查体:方颅,前囟 3 cm×3 cm,肋骨串珠;碱性磷酸酶升高。针对病情,下列护理错误的是(　　)。

    A. 合理添加辅食　　　　B. 多晒太阳　　　　　　C. 使用维生素 D

    D. 进行站立、行走等锻炼　　E. 加强皮肤护理

9. 患儿,4 岁,曾患维生素 D 缺乏性佝偻病。查体:鸡胸、严重的 X 形腿,该患儿的治疗原则是(　　)。

    A. 多晒太阳　　　　　　B. 多做户外活动　　　　C. 给予预防量维生素 D

    D. 给予治疗量维生素 D　　E. 可考虑矫形手术治疗

10. 11 个月小儿,至今扶起时尚站立不稳,经检查诊断为佝偻病活动期,下列治疗与护理不妥的是(　　)。

    A. 鼓励母亲多抱患儿到户外晒太阳　　　B. 增加富含维生素 D 的辅食

    C. 补充钙剂　　　　　　　　　　　　　D. 口服维生素 D

    E. 加强站立和行走锻炼

A3 型题

患儿,11 个月,因睡眠不安、多汗、易惊,来院就诊,体检可见明显方颅、肋骨串珠,诊断为佝偻病活动期。

11. 该患儿最合适的治疗方法是(　　)。

    A. 大剂量维生素 D　　　　　　　　　　B. 大剂量钙剂

    C. 先用维生素 D 后用钙剂　　　　　　　D. 先用钙剂后用维生素 D

    E. 在使用维生素 D 的同时适当补充钙剂

12. 对患儿母亲进行护理指导时,下列提法不妥的是(　　)。

    A. 合理喂养,及时添加辅食　　　　　　B. 多抱患儿到外面晒太阳

    C. 按医嘱服鱼肝油　　　　　　　　　　D. 多给患儿进行站立等运动锻炼

    E. 密切观察病情变化

实训八　支气管肺炎患儿护理实训

【实训目标】

（1）通过临床见习或病例讨论，掌握支气管肺炎患儿的病因、临床表现。

（2）对患儿进行护理评估，提出主要护理诊断和护理措施，能针对患儿情况进行有效的健康指导。

（3）培养和提高学生分析问题、解决问题的能力，适应临床护理工作的需要。

【实训地点】

儿科护理实训室、医院儿科病区。

【实训学时】

2 学时。

【实训准备】

1. 在医院儿科病区见习准备

（1）用物准备：体温计、听诊器、压舌板、消毒棉签、体重计等护理体检用物，并备好记录用笔及笔记本。

（2）护生准备：按护士要求穿戴整齐，态度和蔼，言语温和；操作认真、准确、富有爱心。

（3）患儿准备：联系好社区卫生服务中心或附属医院住院患儿，向患儿及家长说明进行护理实践的目的，取得其配合。

2. 在儿科实训室实践准备

（1）用物准备：准备好支气管肺炎护理的光盘或录像带，调试好多媒体播放设备。

（2）病例准备：选择 1 份支气管肺炎患儿的病例。

（3 儿科氧疗的操作：根据患儿不同程度的缺氧选用不同方式的给氧。

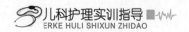

【实训步骤】

1. 在医院儿科病区见习

(1)带教老师集中讲解支气管肺炎患儿的护理评估和护理措施,演示相关的护理操作。

(2)学生按每8~10人分为1个小组,每个小组对1名患儿进行护理评估练习,组长负责安排每位同学的任务分工,作好记录;带教老师随时指导和纠正,以保证见习合理、有序地进行。

(3)各小组讨论患儿的护理要点,鼓励学生提问、拟出护理诊断,制订相应护理措施;各组汇报见习结果,最后带教老师小结并及时进行见习评价;评价方法可采取学生之间互评、小组互评,最后由老师根据各组的见习完成情况进行总评与矫正。

2. 在儿科实训室实践

(1)组织观看录像《支气管肺炎患儿的护理》(包括氧疗操作)。

(2)展示病例。

(3)氧疗操作:①鼻前庭导管给氧(鼻塞给氧);②鼻导管给氧;③面罩给氧;④头罩给氧。

(4)分组讨论:每8~10名学生分为1组进行讨论,组长安排专人记录,各组选1名学生代表发言汇报小组讨论情况,由老师最后进行总结。

(5)作业布置

①根据实训结果完成实训报告。

②完成思考题。

【实训内容】

实训程序	操作方法
一、操作前准备	1. 在医院儿科病区见习准备。 (1)用物准备:体温计、听诊器、压舌板、消毒棉签、体重计等护理体检用物,并备好记录用笔及笔记本。 (2)护生准备:按护士要求穿戴整齐,态度和蔼,言语温和;操作认真、准确、富有爱心。 (3)患儿准备:联系好社区卫生服务中心或附属医院住院患儿,向患儿及家长说明进行护理实践的目的,取得其配合。 2. 在儿科实训室实践准备。 (1)用物准备:准备好支气管肺炎护理的光盘或录像带,调试好多媒体播放设备。 (2)病例准备:选择1份支气管肺炎患儿的病例。 (3)儿科氧疗的操作:根据患儿不同程度的缺氧选用不同方式的给氧。
二、操作过程	1. 在医院儿科病区见习。 (1)带教老师集中讲解支气管肺炎患儿的护理评估和护理措施,演示相关的护理操作。 (2)学生按每8~10人分为1个小组,每个小组对1名患儿进行护理评估练习,组长负责安排每位同学的任务分工,作好记录;带教老师随时指导

续表

实训程序	操作方法
二、操作过程	和纠正,以保证见习合理、有序地进行。 (3)各小组讨论患儿的护理要点,鼓励学生提问、拟出护理诊断,制订相应护理措施;各组汇报见习结果,最后带教老师小结并及时进行见习评价;评价方法可采取学生之间互评、小组互评,最后由老师根据各组的见习完成情况进行总评与矫正。 2.在儿科实训室实践。 (1)组织观看录像《支气管肺炎患儿的护理》(包括氧疗操作)。 (2)展示病例:患儿,男,5个月,因发热、咳嗽3 d,加重1 d入院。患儿咳嗽初为干咳,以后有痰.并出现呼吸困难;体格检查:体温39.0 ℃,心率150 次/min,呼吸56 次/min,体重6 kg;面色灰白,精神萎靡,口周发绀,鼻翼扇动,咽充血,呼吸急促,两肺有痰鸣音及密集的中、细湿啰音,律齐、心音有力;肝右肋下2 cm,无压痛,腹稍胀;血常规:白细胞18×10^9/L,中性粒细胞0.8,淋巴细胞0.18;胸片:双肺纹理增粗,双肺可见点片状阴影;初步诊断为支气管肺炎。 (3)氧疗操作。 ①准备:治疗盘、吸氧管、蒸馏水、无菌棉签、弯盘、手电筒、用氧记录单等。 ②将治疗盘携至患儿床旁,核对患儿,向患儿及家属解释输氧的目的,协助患儿取舒适卧位。 ③戴口罩、洗手,用手电筒检查患者鼻腔、用湿棉签清洁两侧鼻腔(图8.1)。 **图8.1 检查、清洁鼻腔** ④根据实际情况选用氧气瓶或中心供氧装置。 a.氧气瓶供氧:检查氧气表,确定氧气瓶内氧气量,将生理盐水倒入湿化瓶,安装湿化瓶,连接氧气管及鼻导管(图8.2),打开氧气总开关,打开流量表开关,调节氧流量,将鼻导管插入盛水的治疗盘内观察有无气泡溢出,以检查鼻导管是否通畅。

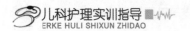

续表

实训程序	操作方法
二、操作过程	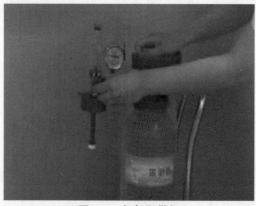 图8.2　氧气瓶供氧 b. 中心供氧:清洁氧气管道壁孔,先关流量表,装表,将氧气表垂直插入中心供氧管道壁孔,试通气,关闭流量表再依次安装湿化管、湿化瓶、吸氧管、试吸氧管,通畅后关闭流量表(图8.3)。 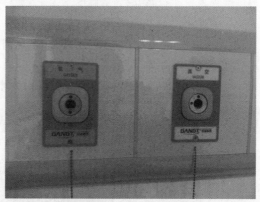 图8.3　中心供氧装置 根据实际情况选择不同的给氧方法,打开小开关,按医嘱调节氧流量。 ●鼻塞法给氧:将鼻塞轻轻塞入患儿鼻孔,鼻塞大小以塞入鼻孔为宜,年长儿可用该方法(图8.4)。 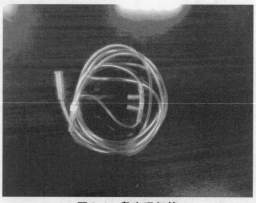 图8.4　鼻塞吸氧管

续表

实训程序	操作方法
二、操作过程	观察氧流量及用氧情况(年长儿鼻塞法氧流量一般为0.5~1 L/min,氧浓度不超过40%),需要调节氧流量时,需先撤下鼻塞,调节后再轻插入鼻孔;记录给氧时间及氧流量,向患儿及家长交代注意事项。 停氧:询问患儿感受,将吸氧鼻塞取下,擦净鼻部;关闭流量开关,记录停氧时间并签名;取下湿化瓶及流量表,协助患儿取舒适卧位,用物分类处理。 •鼻导管给氧:润滑鼻导管前端,将鼻导管插入患儿一侧鼻腔内,其深度为鼻尖到耳垂的2/3长度,用胶布将鼻导管固定在鼻翼和面颊部上,清洁患者面部;由于该法对黏膜刺激较大,患儿感觉极不舒适,临床上已少用(图8.5)。 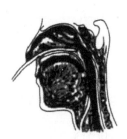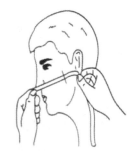 图8.5 鼻导管给氧插入深度 观察吸氧情况,视病情调节氧流量,记录给氧时间及氧流量,向患儿及家长交代注意事项。 停用氧气时先取下鼻导管,再关流量表和总开关;清洁口鼻,助患儿恢复舒适体位,整理床单元。整理用物,记录用氧起止时间(图8.6)。 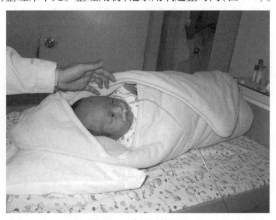 图8.6 鼻导管给氧 •面罩给氧:将面罩置于患儿口鼻处,调整面罩位置,使面罩与患儿面部吻合,松紧带固定,松紧度适合;婴幼儿或鼻腔分泌物多者多采用该方法(图8.7)。

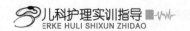

续表

实训程序	操作方法
二、操作过程	 图8.7　面罩给氧 　　观察吸氧情况,视病情调节氧流量(氧流量一般为 2 ~ 4 L/min,氧浓度为 50% ~ 60%),记录给氧时间及氧流量,向患儿及家长交代注意事项。 　　停用氧气时先取下面罩,再关流量表和总开关;清洁口鼻,恢复舒适体位,整理床单元。整理用物,记录用氧起止时间。 　　•头罩给氧:头罩大多由有机玻璃制成,按患儿年龄的不同,选用大小合适的头罩。 　　给氧时,将患儿的头部置于头罩内,头罩上有两个孔,一个用来连接氧气,另一个为出气孔,将氧气流量调整到 5 ~ 8 L/min,则吸入氧浓度可达 50% ~ 60%;应用此方法不用在鼻腔内插入导管,也不必在面部固定面罩,因此患儿容易接受,但是头罩内应保持一定的空间;如果头罩内的容积太小,患儿容易感到憋闷而出现烦躁不安;另外还应注意头罩内的温度及湿度,若温度较高可放置冰块降温,使头罩内的空气湿冷舒适,达到良好的给氧效果(图8.8)。 图8.8　头罩给氧
三、操作后护理	1.清洁患儿口鼻,恢复舒适体位,整理床单元。 2.整理用物,记录用氧起止时间。

【实训注意事项】

（1）严格遵守操作规程,注意用氧安全,切实做好"四防",即防火、防震、防油、防热。

（2）患儿吸氧过程中,需要调节氧流量时,应当先将患儿鼻塞、鼻导管(面罩)取下,调节好氧流量后,再与患儿连接;停止吸氧时,先取下鼻塞、鼻导管,再关流量表。

（3）吸氧时,注意观察患儿脉搏、血压、精神状态等情况有无改善,及时调整用氧浓度,氧浓度不宜过高且持续时间不宜过长,以免患儿发生眼球晶体后纤维增生而导致失明。

（4）湿化瓶每次用后均须清洗、消毒。

（5）氧气筒内氧气不可用尽,当压力表上指针降至 5 kg/cm² 时,即不可再用。

（6）对未用或已空的氧气筒应分别放置并挂"满"或"空"的标记,以免急用时搬错而影响抢救工作。

【考核标准】

支气管肺炎患儿护理实训考核标准

专业_____ 班级_____ 姓名_____ 学号_____

项　目	评分要点	得　分
操作前准备 （10分）	1. 用物准备:治疗盘、吸氧管、蒸馏水、无菌棉签、弯盘、手电筒、用氧记录单等。(5分) 2. 护生准备:操作前按七步洗手法洗手、戴口罩。(5分)	
操作过程 （50分）	以面罩给氧为例: 1. 将治疗盘携至患儿床旁,核对患儿姓名,向患儿及家长解释输氧的目的,协助患儿取舒适卧位。(5分) 2. 用手电筒检查患儿鼻腔,用湿棉签清洁两侧鼻腔。(5分) 3. 检查氧气表、确定氧气瓶内氧气量、将生理盐水倒入湿化瓶,安装湿化瓶,连接氧气管。(10分) 4. 打开氧气总开关,打开流量表开关,调节氧流量,一般为2～4 L/min,检查输氧管是否通畅,将输氧管连接面罩进气孔上。(10分) 5. 将面罩置于患儿口鼻处,调整面罩位置,使面罩与患儿面部吻合,用松紧带固定,松紧度适合。(10分) 6. 观察吸氧情况,视病情调节氧流量,记录给氧时间及氧流量,向患儿及家长交代注意事项。(5分) 7. 停用氧气时先取下面罩,然后关流量表,再关总开关。(5分)	
操作后护理 （10分）	1. 清洁患儿口鼻,恢复舒适体位,整理床单元。(5分) 2. 整理用物,记录用氧起止时间。(5分)	

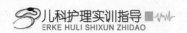

续表

项　目	评分要点	得　分
实训注意事项 （20分）	1.严格遵守操作规程,注意用氧安全,切实做好"四防",即防火、防震、防油、防热。(5分) 　2.患儿吸氧过程中,需要调节氧流量时,应当先将患儿鼻导管取下,调节好氧流量后,再与患儿连接;停止吸氧时,先取下鼻导管(面罩),再关流量表和总开关。(4分) 　3.吸氧时,注意观察患儿脉搏、血压、精神状态等情况有无改善,及时调整用氧浓度,氧浓度不宜过高且持续时间不宜过长,以免患儿发生眼球晶体后纤维增生而导致失明。(3分) 　4.湿化瓶每次用后均须清洗、消毒。(2分) 　5.氧气筒内氧气不可用尽,当压力表上指针降至5 kg/cm²时,即不可再用。(3分) 　6.对未用或已用空的氧气筒应分别放置并挂"满"或"空"的标记,以免急用时搬错而影响抢救工作。(3分)	
提问(1~2个)(10分)		
合　计	100分	

考评教师：_____　　　_____年_____月_____日

【实训报告】

实训报告

课程名称：__儿科护理__　　　　　实训项目：__支气管肺炎患儿的护理__

实训地点：__儿科病房及儿科实训室__

专业_____　班级_____　姓名_____　学号_____

1.将治疗盘携至患儿床旁,核对患儿姓名,向患儿及家长解释_____,协助患儿取舒适卧位。

2.用手电筒检查患儿鼻腔,用湿棉签清洁_____。

3.检查氧气表、确定氧气瓶内氧气量、将_____倒入湿化瓶,安装湿化瓶,连接氧气管。

4.打开氧气总开关,打开流量表开关,调节氧流量,一般为_____,检查输氧管是否通畅,将输氧管连接_____。

5.将面罩置于患儿口鼻处,调整面罩位置,使面罩与患儿_____,固定松紧带,松紧度适合。

6.观察吸氧情况,视病情调节氧流量,记录_____及氧流量,向患儿及家长交代_____。

7.患儿吸氧过程中,需要调节氧流量时,应当先将患儿鼻导管取下,调节好_____后,再与患儿连接。停止吸氧时,先取下_____,再关_____和_____。清洁患儿口鼻,恢复舒适体位,整理床单元。整理用物,记录用氧起止时间。

带教教师:_____　　　学生:_____

_____年_____月_____日

【课后练习】

一、思考题

1.简述肺炎患儿的病因、临床表现。

2.简述重症肺炎患儿给氧的指征及心力衰竭的护理。

二、选择题

A1 型题

1.重症肺炎常见的酸碱平衡紊乱是(　　)。

A.呼吸性酸中毒　　　　B.呼吸性碱中毒　　　　C.代谢性酸中毒

D.混合性碱中毒　　　　E.混合性酸中毒

2.轻、重症肺炎的主要区别是(　　)。

A.发热的程度　　　　B.有无剧烈咳嗽、咳痰　　　　C.呼吸困难的程度

D.是否累及其他系统　　　　E.X线检查

3.支气管肺炎使用抗生素持续至临床症状消失后(　　)。

A.3 d　　　　B.7 d　　　　C.4 ~ 5 d

D.5 ~ 7 d　　　　E.7 ~ 14 d

4.支气管肺炎患儿缺氧明显时通常采用面罩给氧,其氧流量和氧浓度分别是(　　)。

A.0.5 ~ 1 L/min,小于40%　　　　B.0.5 ~ 1 L/min,40% ~ 50%

C.2 ~ 4 L/min,小于40%　　　　D.2 ~ 4 L/min,50% ~ 60%

E.4 ~ 6 L/min,小于40%

5.下列关于小儿支气管肺炎的护理措施,不正确的是(　　)。

A.保持室内空气新鲜　　　　B.尽量少喂乳、少进食　　　　C.发绀者予以氧疗

D.经常翻身更换体位　　　　E.严格控制输液量和速度

6.呼吸道合胞病毒肺炎的主要表现为(　　)。

A.高热　　　　B.咳嗽、咳痰　　　　C.喘憋

D.发绀　　　　E.全身中毒症状

7.下列不属于腺病毒肺炎特点的是(　　)。

A.起病急,多为稽留热　　　　B.多见于 6 个月 ~ 2 岁婴幼儿

　　C.肺部体征出现早　　　　　　　　　D.病灶吸收缓慢

　　E.全身中毒症状出现早

8.支原体肺炎的突出表现是(　　)。

　　A.高热　　　　　　　　B.咳嗽、咳痰　　　　　　C.喘憋

　　D.刺激性干咳　　　　　E.全身中毒症状

A2 型题

9.患儿,男,3 岁。因患肺炎入院,经治疗后症状好转。今晨突然高热、剧烈咳嗽、呼吸
　困难、面色发绀、烦躁不安,左肺叩诊浊音。该患儿可能并发了(　　)。

　　A.急性心力衰竭　　　　B.呼吸衰竭　　　　　　　C.肺性脑病

　　D.病毒性心肌炎　　　　E.脓胸

10.患儿,男,7 岁。发热、咳嗽 1 周,痰液黏稠、不易咳出。查体:体温 38 ℃,呼吸
　　26 次/min,肺部有少量细湿啰音,该患儿的主要护理措施是(　　)。

　　A.立即物理降温　　　　　　　　　　B.给予适量止咳药

　　C.定时雾化吸入,排痰　　　　　　　D.嘱患儿绝对卧床休息

　　E.室内湿度保持在 50%

11.患儿,男,8 岁。因发热、咳嗽、咳痰 6 d 入院。查体:体温 38.2 ℃,呼吸 24 次/min,
　　肺部听诊有少量湿啰音。痰液黏稠,不易咳出,对患儿及家长进行健康指导,下列不
　　妥的是(　　)。

　　A.讲解吸痰的方法　　　　　　　　　B.解释超声雾化吸入的作用

　　C.指导有效的咳嗽方法　　　　　　　D.介绍本病的病因

　　E.解释祛痰剂的作用

A3 型题

(12—14 题共用题干)

　　患儿,女,3 岁。因高热、气促、咳嗽 3 d 入院。患儿咳嗽有黄痰,15 min 前突然出现呼吸
困难、烦躁、剧烈咳嗽、面色发绀,查体:胸廓饱满,叩诊上方呈鼓音、下方胸廓叩诊呈实音,听
诊呼吸音减弱,心率 150 次/min,肝肋下 2.5 cm 可扪及。

12.该患儿可能是肺炎合并(　　)。

　　A.气胸　　　　　　　　B.肺不张　　　　　　　　C.脓气胸

　　D.心力衰竭　　　　　　E.中毒性脑病

13.最可能引起肺炎的病原体是(　　)。

　　A.腺病毒　　　　　　　B.肺炎支原体　　　　　　C.流感嗜血杆菌

　　D.呼吸道合胞病毒　　　E.金黄色葡萄球菌

14.首要的护理措施是(　　)。

　　A.高浓度、高流量给氧　　　　　　　B.配合医生进行胸穿或胸腔闭式引流

　　C.控制输液速度　　　　　　　　　　D.遵医嘱予以止咳剂

　　E.遵医嘱予以镇静剂

B1 型题

(15—17 题共用备选答案)

A. 病程 <1 月   B. 病程 >3 月   C. 病程 <2 周

D. 病程 1~3 月   E. 病程 2 周~2 月

15. 急性肺炎为(　　)。

16. 慢性肺炎为(　　)。

17. 迁延性肺炎为(　　)。

实训九 营养性、缺铁性贫血患儿的护理实训

【实训目标】

(1)通过临床见习或病案讨论,熟悉缺铁性贫血患儿的病因、临床表现。

(2)对患儿进行护理评估,提出主要护理诊断和护理措施,能针对患儿情况进行有效的健康指导。

(3)培养和提高学生分析问题、解决问题的能力,使其适应临床护理工作的需要。

【实训地点】

儿科护理实训室、医院儿科病区。

【实训学时】

2学时。

【实训准备】

1.在医院儿科病区见习准备

在社区卫生服务中心或附属医院儿科门诊、病房进行见习准备。

(1)用物准备:体温计、血压计、听诊器、手电筒、叩诊锤、压舌板、消毒棉签、体重计、身高计等护理体检用物,并备好记录用笔及笔记本。

(2)护生准备:按护士要求穿戴整齐,态度和蔼,言语温和;操作认真、准确、富有爱心。

(3)患儿准备:联系好社区卫生服务中心、附属医院儿科,请其提供住院患儿数名,向患儿及家长说明进行护理实践的目的,取得其配合。

2.在儿科实训室实践准备

(1)用物准备:准备缺铁性贫血患儿的护理光盘或录像带,调试好多媒体播放设备。

(2)病例准备:选择1份缺铁性贫血患儿病例。

【实训步骤】

1. 在医院儿科病区见习

(1)带教老师集中讲解缺铁性贫血患儿的护理评估和护理措施,演示相关的护理操作步骤。

(2)学生按每8~10人分为1个小组,每个小组对1名患儿进行护理评估练习,组长负责安排每位同学的任务分工,作好记录;带教老师随时指导和纠正,以保证见习合理、有序地进行。

(3)各小组讨论患儿的护理要点,鼓励学生提问、拟出护理诊断,制订相应护理措施;各组汇报见习结果,最后由带教老师小结并及时进行见习评价。评价方法可采取学生之间互评、小组互评,最后由老师根据各组的见习完成情况进行总评与矫正。

2. 在儿科实训室实训

(1)组织观看录像《营养性缺铁性贫血患儿的护理》。

(2)展示病例。

(3)分组讨论:每8~10名学生分为1组进行讨论,组长安排专人记录;各组选1名学生代表发言汇报小组讨论情况,由老师最后进行总结。

(4)作业布置

①根据实训结果完成实训报告。

②完成思考题。

【实训内容】

实训程序	操作方法
一、操作前准备	1. 在医院儿科病区见习准备。 联系社区卫生服务中心或附属医院儿科门诊、病房,作好见习准备。 (1)用物准备:体温计、血压计、听诊器、手电筒、叩诊锤、压舌板、消毒棉签、体重计、身高计等护理体检用物,并备好记录用笔及笔记本。 (2)护生准备:按护士要求穿戴整齐,态度和蔼,言语温和;操作认真、准确、富有爱心。 (3)患儿准备:联系好社区卫生服务中心、附属医院儿科,请其提供住院患儿数名,向患儿及家长说明进行护理实践的目的,取得其配合。 2. 在儿科实训室实践准备。 (1)用物准备:准备好缺铁性贫血患儿的护理光盘或录像带,调试好多媒体播放设备。 (2)病例准备:选择1份贫血患儿病例。
二、操作过程	1. 在医院儿科病区见习。 (1)带教老师集中讲解缺铁性贫血患儿的护理评估和护理措施,演示相关的护理操作步骤。 (2)学生按每8~10人分为1个小组,每个小组对1名患儿进行护理评估练习,组长负责安排每位同学的任务分工,作好记录;带教老师随时指导和纠正,以保证见习合理、有序地进行。

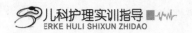

续表

实训程序	操作方法
二、操作过程	（3）各小组讨论患儿的护理要点，鼓励学生提问、拟出护理诊断，制订相应护理措施；各组汇报见习结果，最后带教老师小结并及时进行见习评价；评价方法可采取学生之间互评、小组互评，最后由老师根据各组的见习完成情况进行总评与矫正。 　2.在儿科实训室实训。 　（1）组织观看录像《营养性缺铁性贫血患儿的护理》。 　（2）展示病例：患儿，1岁，男，因"精神差，面色苍白2个月"入院。近2个月来，患儿食欲减退，精神不好，面色差，不爱活动，经常感冒；该患儿出生后单纯母乳喂养，未加辅食；体格检查：体温37 ℃，脉搏110次/min，呼吸32次/min；体重7.8 kg，面色、口唇、口腔黏膜、甲床、睑结膜均苍白，心率110次/min，律齐，未闻及杂音；肝肋下3 cm，脾肋下刚扪及，质软；辅助检查：红细胞2.5×10^{12}个/L，血红蛋白70 g/L，白细胞8.6×10^{9}个/L，中性粒细胞0.34，淋巴细胞0.65；血涂片：红细胞大小不等，以小细胞为主，中央淡染区扩大；初步诊断为营养性缺铁性贫血。
三、操作后护理	1.向被评估患儿及家长表示感谢。 2.协助家长帮患儿穿好衣物。 3.整理床单，收拾、整理实训用物。

【考核标准】

营养性缺铁性贫血患儿的护理实训考核标准

专业_____　　班级_____　　姓名_____　　学号_____

项　目	评分要点	得　分
操作前准备 （10分）	1.医院儿科病房见习准备。（5分） 　（1）用物准备：体温计、血压计、听诊器、手电筒、叩诊锤、压舌板、消毒棉签、体重计、身高计等护理体检用物，并备好记录用笔及笔记本。 　（2）护生准备：按护士要求穿戴整齐，态度和蔼，言语温和；操作认真、富有爱心。 　（3）患儿准备：联系在医院住院的数名缺铁性贫血患儿，向患儿及家长说明进行护理实践的目的，取得其配合。 　2.学校儿科实训室用物准备。（5分） 　（1）用物准备：准备好光盘或录像带，调试好多媒体播放设备。 　（2）病例准备：1～2份缺铁性贫血患儿典型病例及护理计划单。	

续表

项 目	评分要点	得 分
操作过程 (50分)	1. 医院儿科病房实训。(50分) (1)带教老师集中讲解缺铁性贫血患儿的护理评估和护理措施,演示相关的护理操作步骤。(10分) (2)按每8~10人分为1个小组,每个小组对1名患儿进行护理评估练习,作好记录;带教老师随时指导和纠正,以保证见习合理、有序地进行。(20分) (3)各小组讨论患儿的护理要点,提问、拟出护理诊断,制订相应的护理措施;各组汇报见习结果,由带教老师小结并及时进行见习评价。(20分) 2. 实训室实训。(50分) (1)多媒体演示:组织观看录像《营养性缺铁性贫血患儿的护理》。(10分) (2)展示病例 (3)分组讨论。(20分) (4)讨论问题。(20分)	
操作后护理 (10分)	1. 向被评估患儿及家长表示感谢。(2分) 2. 协助家长帮患儿穿好衣物。(3分) 3. 整理床单,收拾、整理实训用物。(5分)	
实训注意事项 (20分)	1. 采集患儿健康史前要明确交谈的目的,交谈时提出的问题要具体,多用开放式问题,正确引导,避免暗示;与家长交谈时要多注意患儿的客观表现;交谈用语要通俗易懂,尽量不用医学、护理专业术语。(5分) 2. 营养性缺铁性贫血是小儿贫血中最为常见者,尤以婴幼儿发病率最高;该病的临床表现为皮肤黏膜逐渐苍白,以唇、口腔黏膜及甲床最为明显;年长儿可诉头晕、眼前发黑、耳鸣等;活动后乏力、虚弱、气喘、出汗。(5分) 3. 与患儿家属制订活动计划,体力不支的患儿需卧床休息,减少活动,一般少量的活动应尽量让患儿在床旁、本病室内进行。(5分) 4. 哺乳患儿,喂养时宜竖抱起,或抬高头部,哺乳时间以20 min为宜,少量多餐,必要时喂乳前后吸氧15 min。(5分)	
提问(1~2个)(10分)		
合 计	100分	

考评教师:_____ _____年_____月_____日

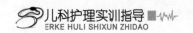

【实训报告】

实训报告

课程名称：__儿科护理__　　　　实训项目：__营养性缺铁性贫血患儿的护理__
实训地点：__儿科病房及儿科护理实训室__
专业_____　　班级_____　　姓名_____　　学号_____

1.采集患儿健康史前要明确交谈的目的,交谈时提出的问题要具体,多用开放式问题,正确引导,避免_____;与家长交谈时要多注意患儿的_____;交谈用语要通俗易懂,尽量不用医学、护理专业术语。

2.对患儿态度要和蔼可亲,爱护小儿;体检动作要轻柔,_____,照顾年长患儿的害羞心理。

3.营养性缺铁性贫血是小儿贫血中最为常见者,尤以婴幼儿发病率最高;临床表现为皮肤黏膜_____,以_____、_____、_____最为明显;年长儿可诉_____、_____、_____等。

4.与患儿家属制订活动计划,体力不支的患儿需_____,减少活动,一般少量的活动应尽量让患儿在床旁、本病室内进行。

5.哺乳的患儿,喂养时宜竖抱起,或_____,哺乳时间以_____为宜,少量多餐,必要时喂奶前后吸氧_____ min。

带教教师：_____　　　　学生：_____

_____年_____月_____日

【课后练习】

一、思考题

1.简述缺铁性贫血患儿的病因及临床表现。

2.简述缺铁性贫血患儿的护理诊断及护理措施。

二、选择题

A1 型题

1.缺铁性贫血实验室检查最灵敏的指标是(　　　)。

　　A.血清铁蛋白降低　　　　B.血清铁降低　　　　　　C.红细胞原卟啉增高

　　D.总铁结合力增高　　　　E.红细胞中央淡染区扩大

2.营养性缺铁性贫血的预防措施是(　　　)。

　　A.母乳喂养　　　　　　　B.预防感染　　　　　　　C.注意饮食卫生

D. 多晒太阳　　　　　　　　　E. 及时添加含铁丰富的辅食

3. 为促进铁的吸收,服用铁剂时最好(　　　)。

A. 与牛奶同服,餐前服用　　　　　　　B. 与牛奶同服,两餐间服用

C. 与维生素 C 同服,餐前服用　　　　　D. 与维生素 C 同服,餐后服用

E. 与维生素 C 同服,两餐间服用

4. 下列营养性缺铁性贫血的主要原因是(　　　)。

A. 生长发育加快　　　　B. 从食物中摄入的铁不足　　C. 贮存铁耗尽

D. 铁的消耗过多　　　　E. 造血功能增加

5. 下列贫血表现中不符合营养性缺铁性贫血的是(　　　)。

A. 皮肤、黏膜苍白　　　　B. 肝脾轻度肿大　　　　　　C. 头晕眼花耳鸣

D. 肢体震颤　　　　　　　E. 食欲减退,常有呕吐、腹泻

6. 为预防缺铁性贫血,早产儿于出生后给予铁剂的时间为(　　　)。

A. 出生后 12 d　　　　　B. 1 个月　　　　　　　　　　C. 2 个月

D. 3 个月　　　　　　　　E. 6 个月

7. 营养性缺铁性贫血多发人群是(　　　)。

A. 6~12 岁小儿　　　　B. 6 个月~2 岁小儿　　　　C. 12~18 个月小儿

D. 6 个月以内小儿　　　E. 3~6 岁小儿

8. 治疗营养性缺铁性贫血最恰当的方式是(　　　)。

A. 硫酸亚铁加维生素 B_{12} 加高蛋白饮食

B. 维生素 B_{12} 加叶酸加高蛋白饮食

C. 硫酸亚铁加叶酸

D. 硫酸亚铁加叶酸加维生素 B_{12}

E. 硫酸亚铁加维生素 C 加高蛋白饮食

A2 型题

9. 患儿,10 月龄。母乳喂养 10 个月后,面色渐苍白,不愿活动,食欲差,查体发现肝脏增大,于右肋下可触及 3 cm,心率 124 次/min,节律不整,心音尚有力,其肝大的原因最可能的是(　　　)。

A. 心功能不全　　　　　B. 急性肝炎　　　　　　　C. 正常现象

D. 骨髓外造血　　　　　E. 营养不良

10. 患儿,11 月龄,近一个月面色渐苍白。该患儿出生时为足月顺产,生长发育正常,未患过任何疾病,母乳喂养,其母孕期和哺乳期身体均健康,该患儿经检查诊断为缺铁性贫血,其缺铁的主要原因是(　　　)。

A. 先天储铁不足　　　　B. 铁摄入量不足　　　　　C. 生长发育过快

D. 铁吸收障碍　　　　　E. 铁丢失过多

11. 患儿,8 月龄。单纯母乳喂养,近半个月脸色渐苍白,查体:肝脾轻度肿大;血常规提示为 Hb80 g/L,RBC3.06×10^{12}个/L,血清铁 8.59 μmol/L(48 μg/dL),临床确诊为缺铁性贫血。拟给予铁剂治疗,铁剂治疗的注意事项有以下各项,除了(　　　)以外。

A. 铁剂用量按元素铁计算　　　　　　B. 铁剂应选用二价铁盐

C. 用药应在两餐之间服用　　　　　　D. 铁剂治疗的同时给予维生素 C 口服

E. 口服铁剂 1 周仍无效者考虑诊断错误

12. 患儿,8 月龄。因面色苍白 20 d 入院,查体:贫血外观,肝于右肋入触及 2.5 cm,血常规提示为 Hb80 g/L,RBC3.08 $\times 10^{12}$ 个/L,诊断为小细胞低色素性贫血,给予铁剂治疗,如有效,网织红细胞可达高峰的时间是(　　　)。

A. 2~4 d　　　　　　　B. 3~5 d　　　　　　　C. 4~6 d

D. 6~8 d　　　　　　　E. 7~10 d

13. 男,4 岁。一向偏食,不吃鱼、肉、蛋,仅食蔬菜,近日发现面色渐苍白,不愿活动,时而腹泻。查体:心肺正常,肝脏于肋下触及 3 cm,脾未扪及,血常规提示为 Hb60 g/L,RBC2.90 $\times 10^{12}$ 个/L,血涂片显示红细胞大小不等,以小细胞为主,中心淡染区扩大。该患儿最可能诊断为(　　　)。

A. 溶血性贫血　　　　　B. 再生障碍性贫血　　　　C. 巨幼红细胞性贫血

D. 缺铁性贫血　　　　　E. 营养性混合性贫血

14. 6 月龄患儿,牛乳喂养,未加辅食。近 2 个月面色苍白,食欲低下,经检查诊断为缺铁性贫血,拟用铁剂治疗,下列提法正确的是(　　　)。

A. 不宜在两餐之间服用　　B. 与牛奶同服　　　　　　C. 首选二价铁

D. 忌与维生素 C 同服　　　E. 贫血纠正后即停铁剂

15. 12 月龄小儿,面黄来诊。一直母乳喂养,未加辅食,诊断为营养性巨幼细胞贫血,实验室检查仅维生素 B_{12} 降低。下述处理中错误的是(　　　)。

A. 补充叶酸　　　　　　　B. 多吃肉类　　　　　　　C. 防止受伤

D. 加强口腔护理　　　　　E. 补充维生素 B_{12}

结业考试模拟题

题型说明：

（1）A1 型题（单句型最佳选择题），A1 型题以简明扼要地提出问题为特点，考查考生对单个知识点的掌握情况。

（2）A2 型题（病历摘要型最佳选择题），A2 型题以叙述一段简要病历为特点，考查考生的分析判断能力。

（3）A3 型题（病历组型最佳选择题），A3 型题以叙述一个以患者为中心的临床情景，针对相关情景提出测试要点不同的、2～3 个相互独立的问题。

（4）A4 型题（病历串型最佳选择题），A4 型题以叙述一个以单一患者或家庭为中心的临床情境，拟出 4～6 个相互独立的问题，问题可随病情的发展逐步增加部分新信息，以考查考生的临床综合能力。

一、以下每一道题下面有 A、B、C、D、E 5 个备选答案。请从中选择一个最佳答案，并在答题卡上将相应题号的相应字母所属的方框涂黑。（A1/A2 型）

1. 与婴儿智力发育密切相关的内分泌腺是（　　）。

  A. 下丘脑　　　　　　　B. 腺垂体　　　　　　　C. 甲状腺

  D. 神经垂体　　　　　　E. 胰腺

2. 关于儿童的特点，正确的是（　　）。

  A. 主要是体积小　　　　B. 各器官功能不成熟　　C. 体液免疫发育尚好

  D. 年龄越小代谢越慢　　E. 前半年感染的发生率高于后半年

3. 小儿胸围与头围相等的年龄为（　　）。

  A. 1 岁　　　　　　　　B. 2 岁　　　　　　　　C. 3 岁

  D. 4 岁　　　　　　　　E. 5 岁

4. 小儿年龄阶段的划分中，婴儿期是指（　　）。

  A. 出生至 28 d　　　　　B. 出生～12 月龄　　　　C. 生后 1～3 岁

  D. 生后 3～5 岁　　　　　E. 生后 5～7 岁

5. 小儿乳牙全部出齐的时间为（　　）。

  A. 4～6 月龄　　　　　　B. 6～8 月龄　　　　　　C. 1～1.5 岁

D. 2 ~ 2.5 岁   E. 3 ~ 4 岁

6. 2 岁内小儿乳牙数目的推算公式是( )。

  A. 月龄减 1 ~ 2   B. 月龄减 2 ~ 4   C. 月龄减 4 ~ 6

  D. 月龄减 6 ~ 8   E. 月龄减 8 ~ 10

7. 正常小儿前囟门闭合的月龄是( )。

  A. 8 ~ 11 个月   B. 12 ~ 18 个月   C. 20 ~ 22 个月

  D. 24 个月   E. 30 个月

8. 小儿出生后生长发育最快的时期是( )。

  A. 新生儿期   B. 婴儿期   C. 幼儿期

  D. 学龄前期   E. 学龄期

9. 胎儿可从母体获得,但 3 ~ 5 个月后逐渐消失的抗体是( )。

  A. IgA   B. IgD   C. IgE

  D. IgG   E. IgM

10. 小儿乳牙萌出的时间最常见为( )。

  A. 1 ~ 2 月龄   B. 4 ~ 10 月龄   C. 11 ~ 15 月龄

  D. 2 ~ 3 岁   E. 1 ~ 1.5 岁

11. 应给小儿添加鱼肝油的时间是( )。

  A. 出生即给予   B. 出生 2 ~ 4 周   C. 1 ~ 3 月龄

  D. 4 ~ 6 月龄   E. 7 ~ 9 月龄

12. 新生儿的特殊生理现象不包括( )。

  A. 生理性贫血   B. 乳房肿块及假月经   C. 生理性黄疸

  D. 生理性体重下降   E. 脱水热

13. 中性温度是指( )。

  A. 肛温   B. 腋温   C. 皮温

  D. 体温   E. 环境温度

14. 下列关于早产儿的特点,正确的是( )。

  A. 皮肤毳毛多   B. 足底纹理多   C. 乳腺有结节

  D. 头发分条清楚   E. 指甲达到指尖

15. 新生儿下列现象正常的是( )。

  A. 出生后 24 h 后排胎粪   B. 出生后 24 h 内发现皮肤黄疸

  C. 出生后 36 h 心率 200 次/min   D. 出生后 48 h 后排尿

  E. 出生后 48 h 呼吸频率 44 次/min

16. 新生儿神经反射检查,下列各项中属于正常的是( )。

  A. 颈强直阳性   B. 拥抱反射阳性   C. 握持反射阴性

  D. 吸吮反射阴性   E. 觅食反射阴性

17. 下列各项中不是新生儿特殊的生理状态的是( )。

  A. 红臀   B. 马牙   C. 假月经

  D. 乳腺肿大   E. 生理性黄疸

18. 早产儿病室适宜的温、湿度为（ 　　 ）。

    A. 温度 20 ℃，相对湿度 55% ~ 65%　　　B. 温度 24 ℃，相对湿度 55% ~ 65%

    C. 温度 24 ℃，相对湿度 40% ~ 50%　　　D. 温度 30 ℃，相对湿度 40% ~ 50%

    E. 温度 30 ℃，相对湿度 55% ~ 65%

19. 关于生理性黄疸的特点，下列各项中正确的是（ 　　 ）。

    A. 以结合胆红素为主　　　　　　　　　B. 出生后 7 ~ 14 d 出现黄疸

    C. 早产儿生后 2 周内黄疸消退　　　　　D. 足月儿生后 4 周内黄疸消退

    E. 一般情况好，不伴有其他症状

20. 下列关于新生儿病理性黄疸的特点，正确的是（ 　　 ）。

    A. 黄疸在出生后 2 周消失

    B. 黄疸持续不退或退而复现

    C. 黄疸多在生后 2 ~ 3 d 出现

    D. 胆红素每日上升不超过 85 μmol/L（5 mg/dl）

    E. 血清结合胆红素浓度小于 34 μmol/L（2mg/dl）

21. 新生儿黄疸在出生后 24 d 内出现应首先考虑（ 　　 ）。

    A. 新生儿肝炎　　　　　B. 生理性黄疸　　　　　　C. 新生儿败血病

    D. 新生儿溶血症　　　　E. 先天性胆道闭锁

22. 为降低胆红素浓度，防止或减轻核黄疸，简单而有效的方法是（ 　　 ）。

    A. 换血疗法　　　　　　B. 光照疗法　　　　　　　C. 白蛋白静滴

    D. 激素口服用　　　　　E. 苯巴比妥口服

23. 蓝光疗法治疗新生儿病理性黄疸，灯管与患儿皮肤的距离是（ 　　 ）。

    A. 10 ~ 15 cm　　　　　B. 15 ~ 25 cm　　　　　　C. 25 ~ 35 cm

    D. 33 ~ 55 cm　　　　　E. 40 ~ 60 cm

24. 我国新生儿败血症最常见的病原菌是（ 　　 ）。

    A. 厌氧菌　　　　　　　B. 葡萄球菌　　　　　　　C. 肺炎球菌

    D. 大肠杆菌　　　　　　E. 溶血性链球菌

25. 新生儿败血症早期最主要的特点是（ 　　 ）。

    A. 高热　　　　　　　　B. 激惹、惊厥　　　　　　C. 皮肤有伤口

    D. 黄疸、肝脾大　　　　E. 缺乏特异症状

26. 小儿机体需要的总能量中，为小儿所特有的是（ 　　 ）。

    A. 活动　　　　　　　　B. 基础代谢　　　　　　　C. 生长发育

    D. 排泄消耗　　　　　　E. 食物的特殊动力作用

27. 下列关于牛乳的成分，正确的是（ 　　 ）。

    A. 矿物质含量少　　　　B. 甲型乳糖含量多　　　　C. 富含各种免疫因子

    D. 含不饱和脂肪酸较多　E. 蛋白质含量高，以清蛋白为主

28. 全脂乳粉配成全牛乳按质量计算，乳粉与水的比例为（ 　　 ）。

    A. 1∶2　　　　　　　　B. 1∶4　　　　　　　　　C. 1∶6

    D. 1∶8　　　　　　　　E. 1∶10

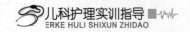
29. 母乳喂养儿佝偻病的发病率较牛乳喂养儿低的主要原因是母乳中(　　)。

    A. 含钙低　　　　　　　　B. 含磷低　　　　　　　　C. 含酪蛋白多

    D. 含维生素 D 少　　　　E. 钙磷比例适当

30. 下列各项中关于母乳成分正确的是(　　)。

    A. 含丰富的维生素,尤其是维生素 K

    B. 乳糖含量较高,且主要以乙型乳糖为主

    C. 含蛋白质多,尤其是酪蛋白明显高于牛乳

    D. 含丰富的矿物质,钙、铁、锌含量明显高于牛乳

    E. 虽不含脂肪酶,但因其脂肪颗粒细小,所以易消化吸收

31. 6 月龄小儿添加下列哪种食物最合适? (　　)

    A. 软饭　　　　　　　　　B. 馒头片　　　　　　　　C. 烂面、肉末

    D. 水果汁、鱼肝油　　　　E. 蛋黄、鱼泥、米糊

32. 下列关于小儿水的需要量的说法,正确的是(　　)。

    A. 年龄越小需水量相对越少　　　　B. 年龄越小需水量相对越多

    C. 婴儿需水量约 200 ml/(kg·d)　　D. 幼儿需水量约 150 ml/(kg·d)

    E. 成人需水量约 100 ml/(kg·d)

33. 3 个月婴儿,体重 5 kg,人工喂养儿,最佳乳方为(　　)。

    A. 鲜牛乳 450 ml,糖 50 g,水 100 ml　　B. 鲜牛乳 550 ml,糖 44 g,水 200 ml

    C. 鲜牛乳 550 ml,糖 30 g,水 200 ml　　D. 鲜牛乳 600 ml,糖 48 g,水 300 ml

    E. 鲜牛乳 600 ml,糖 44 g,水 100 ml

34. 母乳中钙磷比例为(　　)。

    A. 1:2　　　　　　　　　B. 2:1　　　　　　　　　C. 3:1

    D. 4:1　　　　　　　　　E. 5:1

35. 人体维生素 D 主要来源于(　　)。

    A. 蔬菜中的维生素 D　　　B. 蛋黄中的维生素 D　　　C. 猪肝中的维生素 D

    D. 水果中的维生素 D　　　E. 皮肤经紫外线照射合成的内源性维生素 D

36. 维生素 D 缺乏性佝偻病的最主要病因是(　　)。

    A. 纯母乳喂养　　　　　　B. 生长发育过快　　　　　C. 肝肾功能不全

    D. 日光照射不足　　　　　E. 单纯牛乳喂养

37. 营养不良的最初症状是(　　)。

    A. 智力发育障碍　　　　　B. 肌张力低下　　　　　　C. 生长发育迟缓

    D. 体重不增或减轻　　　　E. 运动功能发育落后

38. 维生素 D 缺乏性佝偻病初期的主要临床表现是(　　)。

    A. X 形腿　　　　　　　　B. 手镯征　　　　　　　　C. 颅骨软化

    D. 肋骨串珠明显　　　　　E. 易激惹、多汗等神经精神症状

39. 维生素 D 缺乏性佝偻病的预防剂量一般为每日(　　)。

    A. 200 IU　　　　　　　　B. 400 IU　　　　　　　　C. 1 000 IU

    D. 5 000 IU　　　　　　　E. 10 000 IU

40. 预防维生素 D 缺乏性佝偻病应特别强调( )。
    A. 母乳喂养　　　　　　B. 及早添加辅食　　　　C. 经常添加辅食
    D. 经常口服铁剂　　　　E. 经常晒太阳

41. 小儿轻型腹泻和重型腹泻的区别关键在于( )。
    A. 发热的程度　　　　　B. 吐泻量的多少　　　　C. 大便有无脓血
    D. 有无全身中毒症状　　E. 有无水、电解质、酸碱平衡紊乱

42. 婴幼儿秋、冬季腹泻最常见的病原体是( )。
    A. 腺病毒　　　　　　　B. 埃可病毒　　　　　　C. 轮状病毒
    D. 白色念珠菌　　　　　E. 柯萨奇病毒

43. 口服补液盐适用于( )。
    A. 新生儿肠炎　　　　　B. 心功能不全者　　　　C. 腹泻并重度脱水
    D. 腹胀明显的腹泻患儿　E. 有轻、中度脱水,无酸中毒者

44. 下列关于婴儿腹泻伴低钾血症的说法,不正确的是( )。
    A. 酸中毒时血钾更低　　　　　　　B. 腹泻时排钾过多致低钾
    C. 补液后钾从尿中排出增加　　　　D. 补液后血钾较补液前相对较低
    E. 血钾低于 3.5 mmol/L 时出现低钾症状

45. 等渗性脱水血清钠浓度是( )。
    A. 80 ~ 100 mmol/L　　B. 101 ~ 130 mmol/L　　C. 130 ~ 150 mmol/L
    D. 150 ~ 180 mmol/L　　E. 180 ~ 200 mmol/L

46. 下列哪种液体是等张的? ( )
    A. 4:3:2液　　　　　　B. 2:3:1液　　　　　　C. 5% 碳酸氢钠液
    D. 11.2% 乳酸钠液　　　E. 1.4% 碳酸氢钠液

47. 下列哪种溶液是 1/2 张? ( )
    A. 2:3:1液　　　　　　B. 0.9% 氯化钠液　　　　C. 1.87% 乳酸钠液
    D. 1.4% 碳酸氢钠液　　　E. 2:1等张含钠液

48. 支气管肺炎的主要病理生理改变是( )。
    A. 酸中毒　　　　　　　B. 毒血症　　　　　　　C. 低氧血症
    D. 心功能异常　　　　　E. 二氧化碳降低

49. 肺炎链球菌肺炎治疗首选下列哪种抗生素? ( )
    A. 红霉素　　　　　　　B. 青霉素　　　　　　　C. 林可霉素
    D. 先锋霉素　　　　　　E. 丁胺卡那霉素

50. 支气管肺炎最常见的病原体是( )。
    A. 腺病毒　　　　　　　B. 葡萄球菌　　　　　　C. 肺炎链球菌
    D. 溶血性链球菌　　　　E. 呼吸道合胞病毒

51. 肺炎病理分类中,婴幼儿最多见的是( )。
    A. 大叶性肺炎　　　　　B. 支气管肺炎　　　　　C. 间质性肺炎
    D. 吸入性肺炎　　　　　E. 毛细支气管炎

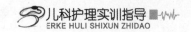
52. 下列有关小儿血压的描述,错误的是(　　)。

　　A. 年龄越小血压越低　　　　　　　　B. 正常时舒张压为收缩压的2/3

　　C. 收缩压 =(年龄×2)+100 mmHg　　D. 正常时下肢血压较上肢高约20 mmHg

　　E. 测血压时袖带宽度以上臂长度的2/3为宜

53. 生理性贫血一般发生在出生后(　　)。

　　A. 2~3月　　　　　　　B. 4~6月　　　　　　　C. 2~3岁

　　D. 4~6岁　　　　　　　E. 11~13岁

54. 小儿末梢血白细胞分类,中性粒细胞和淋巴细胞的比例发生两个交叉的年龄是(　　)。

　　A. 4~6 d和4~6岁　　B. 4~6 d和4~6个月　　C. 4~6周和4~6个月

　　D. 4~6周和4~6岁　　E. 4~6个月和4~6岁

55. 小儿营养性缺铁性贫血最主要的病因是(　　)。

　　A. 生长发育快　　　　　B. 铁吸收障碍　　　　　C. 铁丢失过多

　　D. 先天储铁不足　　　　E. 铁摄入量不足

56. 关于营养性缺铁性贫血铁剂治疗,正确的是(　　)。

　　A. 铁剂宜空腹服用　　　　　　　　B. 优先使用注射铁剂

　　C. 口服铁剂宜选用三价铁盐　　　　D. 口服铁剂不宜与维生素C同时口服

　　E. 铁剂用到血红蛋白正常后6~8周再停药

57. 为促进铁的吸收,服用铁剂时最好(　　)。

　　A. 与牛乳同服,餐前服用　　　　　　B. 与牛奶同服,两餐间服用

　　C. 与维生素C同服,餐后服用　　　　D. 与维生素C同服,餐前服用

　　E. 与维生素C同服,两餐间服用

58. 急性肾小球肾炎患儿可恢复上学的客观指标是(　　)。

　　A. 水肿消退　　　　　　B. 血压正常　　　　　　C. 血沉正常

　　D. 尿常规检查　　　　　E. 抗链球菌溶血素"O"正常

59. 小儿水痘皮疹病理改变(　　)。

　　A. 仅在黏膜　　　　　　B. 仅在表皮　　　　　　C. 仅在真皮

　　D. 侵及皮下　　　　　　E. 侵及肌层

60. 肾病综合征最根本的病理生理变化是(　　)。

　　A. 明显血尿　　　　　　B. 氮质血症　　　　　　C. 大量蛋白尿

　　D. 低白蛋白血症　　　　E. 高胆固醇血症

61. 治疗肾病综合征的首选药物是(　　)。

　　A. 环孢素　　　　　　　B. 环磷酰胺　　　　　　C. 雷公藤总甙

　　D. 苯丁酸氮芥　　　　　E. 肾上腺皮质激素

62. 急性链球菌感染后肾炎的主要临床表现是(　　)。

　　A. 蛋白尿、高血压　　　B. 少尿、水肿、血尿　　　C. 水肿少尿、高血压、血尿

　　D. 少尿、水肿、高血压　E. 高血压、血尿、蛋白尿

63. 下列关于蓝光箱的使用方法,错误的是(　　)。
    A. 每日清洗一次　　　　　　　　　　B. 湿度保持 55% ~65%
    C. 温度保持 25 ~30 ℃　　　　　　　D. 灯管距离患儿 30 ~50 cm
    E. 单面照射,3 h 一次

64. 热性惊厥的好发年龄是(　　)。
    A. 新生儿　　　　　　B.1 ~6 个月　　　　　　C.6 个月 ~3 岁
    D.4 ~7 岁　　　　　　E.8 ~14 岁

65. 小儿惊厥最常见的原因是(　　)。
    A. 窒息史　　　　　　B. 新生儿低血糖　　　　C. 维生素 D 不足
    D. 癫痫史　　　　　　E. 感染

66. 1 岁 10 个月小儿,反应灵敏,多汗、易惊、烦躁、前囟门未闭、鸡胸、X 形腿,最主要的护理措施是(　　)。
    A. 补充维生素 D　　　B. 补充叶酸　　　　　　C. 补充维生素 B$_{12}$
    D. 补充铁剂　　　　　E. 使用抗生素

67. 腹泻患儿,重度脱水、酸中毒,补液后突然出现抽搐,双眼上翻,应首先考虑伴发(　　)。
    A. 水中毒　　　　　　B. 低钾血症　　　　　　C. 低镁血症
    D. 低钙血症　　　　　E. 低血糖症

68. 某小儿,会翻身,能伸臂向前撑身躯稍坐,能听懂自己名字,发 ma、ba 等音,脊柱出现两个生理弯曲,乳牙未萌出。该小儿的年龄最可能是(　　)。
    A.4 个月　　　　　　B.5 个月　　　　　　　　C.7 个月
    D.9 个月　　　　　　E.12 个月

69. 男孩,体格检查:身长 88 cm,体重 12 kg,胸围大于头围,前囟门已闭,乳牙 18 颗,下列该小儿尚不能进行的动作是(　　)。
    A. 坐　　　　　　　　B. 爬　　　　　　　　　C. 翻身
    D. 走　　　　　　　　E. 独脚向前蹦跳

70. 某小儿,营养发育中等,身长 75 cm,头围与胸围相等,能听懂自己的名字,能说简单的单词,两足贴地能独站数秒钟,不能独立行走。该小儿的年龄可能是(　　)。
    A.4 个月　　　　　　B.6 个月　　　　　　　　C.8 个月
    D.12 个月　　　　　E.1 个月

71. 2 岁患儿,出生后 6 个月开始出现口唇发绀,活动时喜蹲踞,近 2 d 起出现发热、腹泻。体格检查见轻度杵状指,胸骨左缘第 3 肋间可闻及 3 级全收缩期杂音,P2 减弱。护理该患儿时,尤其应注意(　　)。
    A. 预防感染　　　　　B. 绝对卧床休息　　　　C. 供给足够的能量
    D. 供给足够的液体　　E. 保持呼吸道通畅

72. 患儿,6 岁,男。咳嗽,发热 2 d,体温 37.8 ℃,呼吸困难,口唇发绀,听诊右肺下部有细湿啰音,PaO$_2$ 58 mmHg,PaCO$_2$ 60 mmHg,诊断为支气管肺炎。患儿宜采取的体位是(　　)。

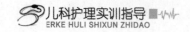
A. 平卧位   B. 去枕仰卧位

C. 头部抬高 20 ~ 30 cm, 下肢抬高 10 ~ 20 cm   D. 半卧位

E. 左侧卧位

73. 患儿, 5 岁。诊断为"肾病综合征", 已服用肾上腺皮质激素 5 月, 现水肿消退、食欲增强, 出现下肢疼痛, 最应注意的药物副作用是( )。

A. 高血压   B. 骨质疏松   C. 白细胞减少

D. 消化性溃疡   E. 库欣综合征

74. 小儿服脊髓灰质炎减毒活疫苗糖丸正确的是( )。

A. 温开水   B. 热开水   C. 冷开水或含服

D. 热水溶解后服用   E. 服后半小时可饮热牛奶

75. 判断小儿体格发育的主要指标是( )。

A. 体重、身高   B. 牙齿、囟门   C. 运动发育

D. 语言发育   E. 智力发育

76. 新生儿接种卡介苗的方法是( )。

A. 前臂掌侧下段 ID   B. 三角肌下缘 ID   C. 三角肌下缘 H

D. 上臂三角肌 H   E. 臀大肌 IM

77. 患儿, 5 岁。诊断室间隔缺损, 未治愈, 患龋齿, 目前需拔牙。医生在拔牙前用抗生素的目的是预防( )。

A. 上呼吸道感染   B. 牙龈炎   C. 支气管炎

D. 充血性心力衰竭   E. 感染性心内膜炎

78. 小儿, 2 岁。发热 1 d 伴轻咳, 体温 39.0 ℃, 既往有精神病史, 在门诊诊断时出现抽搐, 立即予以镇静、吸氧, 首选药是( )。

A. 苯巴比妥肌注   B. 地西泮静注   C. 水合氯醛灌肠

D. 氯丙嗪肌注   E. 肾上腺皮质激素静注

79. 测量小儿皮下脂肪厚度常选用的部位是( )。

A. 臀部   B. 上臂   C. 腹部

D. 面部   E. 大腿

80. 患儿, 8 个月。因"发热、咳嗽伴气促"就诊, 诊断为支气管肺炎入院, 为防止患儿并发症, 护士应重点观察患儿( )。

A. 睡眠状况   B. 进食量   C. 大小便次数

D. 心率、呼吸变化   E. 咳嗽频率及轻重

81. 下列对儿童生长发育规律的描述, 错误的是( )。

A. 生长发育是一个连续的过程   B. 生长发育遵循一定的顺序

C. 有一定的个体差异   D. 各器官、系统发育的速度一致

E. 生长发育由低级到高级

82. 新生儿时期应接种的疫苗是( )。

A. 乙肝疫苗、乙脑疫苗   B. 麻疹疫苗、卡介苗

C. 卡介苗、乙肝疫苗   D. 百白破疫苗、脊髓灰质炎疫苗

E. 脊髓灰质炎疫苗、乙脑疫苗

83. 李小花,足月顺产,出生后 4 d。皮肤黏膜轻度黄染,精神、食欲及睡眠可,大小便正常,血清总胆红素 195.8 μmol/L,肝功能正常,该小儿最可能诊断是( )。

    A. 新生儿肝炎   B. 新生儿溶血症   C. 新生儿败血症

    D. 新生儿生理性黄疸   E. 胆道闭锁

84. 新生儿,女,出生后 1 d,足月顺产。于出生后 18 h 出现黄疸,肝脾不大,母亲血型为 "O" 型,女儿为 "A" 型。患儿血清胆红素 222 μmol/L。为患儿行蓝光疗法时应( )。

    A. 裸体   B. 裸体、戴眼罩

    C. 穿单衣、系尿布   D. 穿单衣、系尿布、戴眼罩

    E. 裸体、系尿布、戴眼罩

85. 下列关于足月新生儿的特点,正确的是( )。

    A. 皮肤红嫩,胎毛多   B. 呼吸不规则,常发生呼吸暂停

    C. 足纹少,耳廓软   D. 生后 48 h 开始排便

    E. 生后 24 h 内开始排尿

86. 营养不良皮下脂肪消减有一定的顺序,最先消减的部位是( )。

    A. 腹部   B. 臀部   C. 四肢

    D. 躯干   E. 面部

87. 小儿轻型腹泻和重型腹泻的区别关键在于( )。

    A. 发热的程度   B. 吐泻量的多少   C. 大便有无脓血

    D. 有无全身中毒症状   E. 有无水、电解质、酸碱平衡紊乱

88. 引起婴幼儿秋冬季腹泻最常见的病原体是( )。

    A. 腺病毒   B. 埃可病毒   C. 轮状病毒

    D. 白色念珠菌   E. 柯萨奇病毒

89. 婴儿腹泻中度脱水补充累积损失量为( )。

    A. 10~30 ml/kg   B. 30~50 ml/kg   C. 50~100 ml/kg

    D. 100~120 ml/kg   E. 120~150 ml/kg

90. 婴儿腹泻有明显周围循环障碍者,扩容时宜选用的液体及其量分别是( )。

    A. 等张含钠液 20 ml/kg   B. 高张含钠液 20~50 ml/kg

    C. 等张含钠液 40~50 ml/kg   D. 1/2 张含钠液 40~50 ml/kg

    E. 2/3 张含钠液 20~30 ml/kg

91. 腹泻等渗性脱水时,前 8 h 补液应选用的溶液是( )。

    A. 等张液   B. 1/2 张液   C. 2/3 张液

    D. 1/4 张液   E. 3/4 张液

92. 口服补液盐适用于( )。

    A. 新生儿肠炎   B. 肾功能不全者   C. 腹泻并重度脱水

    D. 腹胀明显的腹泻患儿   E. 有轻、中度脱水,无酸中毒者

93. 婴儿腹泻有明显周围循环障碍者,扩容要求在多长时间内完成?( )

    A. 0.5～1 h   B. 2～3 h   C. 4～5 h

    D. 8～12 h   E. 13～16 h

94. 关于婴儿腹泻伴低钾血症的说法,下列不正确的是( )。

    A. 碱中毒时血钾更低   B. 腹泻时排钾过多致低钾

    C. 补液后钾从尿中排出增加   D. 补液后血钾较补液前相对较低

    E. 血钾低于 5.5 mmol/L 时出现低钾症状

95. 世界卫生组织 1971 年推荐使用的口服补液盐溶液中电解质的张力是( )。

    A. 1/4 张   B. 1/3 张   C. 2/5 张

    D. 1/2 张   E. 2/3 张

96. 轮状病毒性肠炎最常见的并发症是( )。

    A. 肠穿孔   B. 败血症   C. 中毒性脑病

    D. 黏液脓血便   E. 脱水、酸中毒

97. 小儿秋季腹泻的治疗最合理的是( )。

    A. 禁食   B. 静滴利尿剂   C. 口服庆大霉素

    D. 广谱抗生素的使用   E. 饮食及对症支持疗法

98. 腹泻患儿,重度脱水、酸中毒,补液后突然出现抽搐,双眼上翻,补充钙剂后不好转,
应考虑伴发( )。

    A. 水中毒   B. 低钾血症   C. 低镁血症

    D. 低钙血症   E. 低血糖症

99. 婴儿腹泻中度脱水第一天补液总量为( )。

    A. 60～90 ml/kg   B. 90～120 ml/kg   C. 120～150 ml/kg

    D. 150～180 ml/kg   E. 180～210 ml/kg

100. 受母体雌激素的影响,新生儿可能发生( )。

    A. 生理性体重下降   B. 生理性黄疸   C. 乳腺肿大

    D. 脱水热   E. 粟粒疹

    二、以下提供若干个案例,每个案例下设若干个考题。请根据各考题题干所提供的信息,在每题下面的 A、B、C、D、E 5 个备选答案中选择一个最佳答案,并在答题卡上将相应题号的相应字母所属的方框涂黑。(A3/A4 型)

    (101—103 题共用题干)

    患儿,8 个月,男。因呕吐、腹泻 3 d、尿少 1 d、无尿 12 h 入院。查体:体温 38.0 ℃,嗜睡与烦躁交替,前囟明显凹陷,口唇樱红,皮肤干燥、弹性极差,四肢凉、有花纹,脉细弱,心率 160 次/min,肠鸣音减弱。

    101. 初步诊断为( )。

        A. 婴儿腹泻、中度低渗性脱水

        B. 婴儿腹泻、重度脱水、代谢性酸中毒

        C. 婴儿腹泻、重度高渗性脱水、代谢性酸中毒

D. 婴儿腹泻、重度脱水、低钾血症、代谢性酸中毒

E. 婴儿腹泻、感染性休克、低钾血症、代谢性酸中毒

102. 第一阶段补液应首选( )。

    A. 5%碳酸氢钠   B. 1/3 张含钠液   C. 1/2 张含钠液

    D. 2/3 张含钠液   E. 2:1等张含钠液

103. 补上述液体的量为( )。

    A. 10 ml/kg   B. 20 ml/kg   C. 30 ml/kg

    D. 40 ml/kg   E. 50 ml/kg

(104—105 题共用题干)

3 岁患儿。气促、发绀 2 年余,活动时喜蹲踞,诊断为法洛四联症。现患儿哭闹后突然出现呼吸困难,随即昏厥、抽搐。

104. 患儿昏厥最可能的原因是( )。

    A. 脑栓塞   B. 肺栓塞   C. 脑脓肿

    D. 缺氧发作   E. 急性心力衰竭

105. 此时应采取( )。

    A. 仰卧位   B. 俯卧位   C. 膝胸卧位

    D. 左侧卧位   E. 右侧卧位

(106—107 题共用题干)

患儿,4 岁。曾多次患肺炎,平时无发绀,活动后气促。体格瘦小,心前区隆起,胸骨左缘第 2 肋间闻及 3 级连续性杂音,伴有水冲脉。

106. 最可能的医疗诊断为( )。

    A. 房间隔缺损   B. 室间隔缺损   C. 法洛四联症

    D. 动脉导管未闭   E. 肺动脉瓣狭窄

107. 血流动力学改变主要为( )。

    A. 有双向分流   B. 有右向左分流

    C. 体循环、肺循环血流量无变化   D. 体循环血流量增加,肺循环血流量减少

    E. 体循环血流量减少,肺循环血流量增加

(108—110 题共用题干)

患儿,8 个月。因肺炎入院,突然烦躁不安,发绀且进行性加重。体检:呼吸 60 次/min,脉搏 170 次/min,心音低钝,两肺布满细湿啰音,诊断为肺炎合并心力衰竭。

108. 对该患儿首先采取的护理措施是( )。

    A. 超声雾化吸入   B. 限制钠水入量   C. 设法让患儿安静

    D. 患儿取右侧卧位   E. 清理患儿呼吸道

109. 此时给予的护理操作不妥的是( )。

    A. 控制输液量   B. 减慢输液速度   C. 及时给氧气吸入

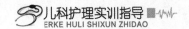
D. 监测患儿生命体征　　E. 给患儿做体位引流以帮助排痰

110. 判断患儿心力衰竭缓解的主要指标是(　　)。

A. 心率是否减慢　　B. 呼吸频率是否减慢　　C. 烦躁不安是否缓解

D. 呼吸困难是否缓解　　E. 肺部啰音是否消失

(111—112 题共用题干)

患儿,4 个月。睡眠时常烦躁哭闹,难以入睡,诊断为佝偻病,给予维生素 D_3 30 万 IU 肌注后突然发生全身抽搐 3 次,每次 20~60 s,发作停止时精神如常。体重6 kg,体温37.9 ℃,有枕秃及颅骨软化,血清钙 1.68 mmol/L。

111. 对该患儿的护理应首先采取(　　)。

A. 继续补充维生素 D　　　　　　B. 降低患儿体温

C. 在病床两侧加床档　　　　　　D. 给予静脉缓推地西泮及葡萄糖酸钙

E. 及时纠正碱中毒

112. 该患儿现在抽搐的主要原因是(　　)。

A. 缺乏维生素 D　　B. 血清钙减少　　C. 热性惊厥

D. 癫痫发作　　E. 碱中毒

(113—114 题共用题干)

8 岁男孩,水肿尿少 2 个月,查体:全身水肿明显,血压 90/50 mmHg,尿常规(离心尿):尿蛋白(+ + + +),每高倍镜视野红细胞 8~10 个,血胆固醇 11.44 mmol/L(440 mg/dl),血浆总蛋白40 g/L(4 g/dl),白蛋白20 g/L(2 g/dl),尿素氮 12.5 mmol/L。

113. 该患儿治疗应首选(　　)。

A. 呋塞米　　B. 泼尼松　　C. 环磷酰胺

D. 硝苯地平　　E. 苯丁酸氮芥

114. 对该患儿的护理,正确的是(　　)。

A. 无盐饮食　　B. 无蛋白饮食　　C. 绝对卧床休息 4 周以上

D. 注意预防感染　　E. 按医嘱用硝普钠降压

(115—117 题共用题干)

5 个月婴儿,足月顺产,出生体重 2 200 g,单纯母乳喂养,未添加辅食。查体:皮肤巩膜无黄染,前囟平软,唇苍白,心肺无异常,肝肋下 3 cm,脾肋下 2.2 cm,Hb80 g/L,WBC 8.5 × 10^9 个/L,N0.38,L0.62;RC0.05,MCV70fl,MCH25pg,MCHC26%,HbF7%。

115. 最可能的医疗诊断是(　　)。

A. 生理性贫血　　B. 地中海贫血　　C. 再生障碍性贫血

D. 营养性缺铁性贫血　　E. 营养性巨幼细胞性贫血

116. 引起贫血的原因最可能是缺乏(　　)。

A. 铁　　B. 叶酸　　C. 维生素 C

D. 维生素 B_2　　E. 维生素 B_{12}

117. 最主要的护理措施是(　　　)。
　　A. 注意休息　　　　　　B. 补充铁剂　　　　　　C. 加强教育与训练
　　D. 纠正不良饮食习惯　　E. 注意饮食搭配合理

(118—120 题共用题干)

某小儿,营养发育中等,身长 75 cm,头围与胸围相等,能听懂自己的名字,能说简单的单词,两足贴地能独站数秒钟,不能独立行走。

118. 该小儿的年龄可能是(　　　)。
　　A. 4 个月　　　　　　　B. 6 个月　　　　　　　C. 8 个月
　　D. 12 个月　　　　　　E. 18 个月

119. 该年龄小儿的标准体重应是(　　　)。
　　A. 6.5 kg　　　　　　　B. 8.0 kg　　　　　　　C. 10 kg
　　D. 12 kg　　　　　　　E. 15.0 kg

120. 该小儿的头围可能是(　　　)。
　　A. 34 cm　　　　　　　B. 36 cm　　　　　　　C. 40 cm
　　D. 44 cm　　　　　　　E. 46 cm

课后练习及模拟题部分参考答案

实训一　小儿体格测量

1—10　BBDDDABCDE　　　11—20　BBBCBABBBD
21—30　BBBCEBEDCC　　　31—38　EBCDEDBA

实训二　配乳法,乳瓶喂乳法,婴儿口服喂药法

1—10　ACEBDBEADA　　　11—20　DDDEBDEBDA
21—30　BEADCEDCBE　　　31—35　ACDAB

实训三　新生儿脐部护理法,小儿约束法

1—10　CABEBCBDEE　　　11—16　ECBDBB

实训四　婴儿沐浴法,更换尿布法,臀红护理法

1—10　CBAADAECDC　　　11—20　DCECEDCAEE

实训五　婴儿温箱的使用法,蓝光疗法

(一)
1—10　DBACEEABBD　　　11—16　BCDCDE
(二)
1—10　CEECDBCEAB　　　11—20　CECBDEEEAD
21—30　DADDCECADC　　　31—36　DDBADE

实训六　小儿静脉穿刺术

1—10　CCBACCAADB　　　11—20　AADDCDDCDA
21—30　AEADACACBA　　　31—40　BDEBDCABEC
41—49　DEDECBCDD

实训七　维生素 D 缺乏性佝偻病患儿护理实训

1—10　EABCBDCDEE　　　11—12　ED

实训八　支气管肺炎患儿护理实训

1—10　EDADBCCDEC　　　　　11—17　DCEBABD

实训九　营养性缺铁性贫血患儿的护理实训

1—10　AEEBDCBEDB　　　　　11—15　EEDCA

结业考试模拟题

1—10	CBABDCBBDB	11—20	BAEAEBABEB
21—30	DBDBECBDEB	31—40	EBBBEDDEBE
41—50	ECEACEACBC	51—60	BCAAEEECAC
61—70	ECECEADCED	71—80	DDBCABEBCD
81—90	DCDEEAECCA	91—100	BEAAEEECCC
101—110	DEBDCDECEA	111—120	DBBDDABDCE

参考文献

[1] 王萍,李砚池.儿科护理[M].北京:人民军医出版社,2010.

[2] 叶春香.儿科护理[M].北京:人民卫生出版社,2010.

[3] 于海红.儿科护理[M].北京:人民卫生出版社,2008.

[4] 武君颖.儿科护理[M].北京:科学出版社,2012.

[5] 王卫平.儿科学[M].北京:人民卫生出版社,2013.